我的躁鬱人生不抓狂指南

面對混亂失序，如何生活、戀愛，好好照顧自己

艾蜜莉．雷諾茲
EMILY REYNOLDS ——著
婁美蓮 ——譯

A BEGINNER'S GUIDE TO LOSING YOUR MIND

MY ROAD TO STAYING SANE, AND HOW TO NAVIGATE YOURS

推薦序
心理不舒服，誰能告訴我該怎麼辦？

蘇益賢
（臨床心理師
美國情境行為科學協會專業會員＊）

「心理師，你知道嗎？」坐在對面的個案，猶疑著是否要繼續說。

「你說，我在聽。」

「其實，在走進治療所之前，我已經在樓下門口徘徊了好幾次……」

雖然物質進步、文明逐漸進展，我們擁有更好的醫療技術來處理身體的各種疾病。但唯獨「精神疾患」這塊，多數民眾的觀念其實還停留在古早時代。從新聞報導到日常用語，都可見到社會對精神疾病的刻板印象。

研究顯示，精神疾病其實是非常常見的。只是，就像感冒一樣有輕、有重，不是所有心理困擾都要就醫才會好。但是，確實有一定比例的心理困擾需要專業協助。

精神疾病常受到不平等的對待。牙痛看牙醫？「嗯，合理。」感冒看家醫？「也合理。」心痛看心理師？「有這麼嚴重嗎？睡個覺就好啦！」、「那不是給瘋子看的嗎？」正是這種對心理困擾、精神疾病的錯誤觀念，使得身心科、心理諮商蒙受了不少「委屈」，也讓民眾就診前的心理壓力倍增。

這狀況其實不太妙。事實上，在心理「困擾」發展為「疾病」的過程，若能及早接受協助，反而能大幅避免發病或惡化的可能。心理健康就跟身體健康一樣，預防勝於治療。除了治療疾病之外，歐美國家也將心理諮商視為一種「預防保健」，甚至更積極的視為「人生教練」。幫助一個人把自己的人生從八十分進步到九十分。

汙名化使得精神疾病變成不適合開誠布公討論的話題，也阻礙了正確知識的傳播。患者共有的心聲常是：「為什麼沒有人可以早點告訴我這些事？」對此困境，身為躁鬱症患者的本書作者也有同感。「未被診斷、自我（用錯誤的方式）治療、誤診、接受正確治療、恢復、復發、慢慢穩定」。作者詼諧又直率地，大方秀著自己跌跌撞撞換來的傷口，告訴大家如何讓這條走得順一點。

讀著這些故事，過來人或許會感動地發現：自己並不孤單。比方說，知道自己罹患精神疾病，感受其實非常複雜。一方面，對於內心之痛，我們終於找到一種解釋，這是種解脫。但同時，我們又會想極力擺脫這個標籤，深怕標籤之下自己的本質逐漸消失，這是種恐懼。被這兩股力量拉扯著，常使人處於認同的矛盾之中。

又或者是對症狀進行赤裸又殘酷的自我剖析，無論我們是否曾有相同經歷，都更能同理身心失衡的感覺。透過這些自述，「食不下嚥」從一句成語、一個症狀，變成了一段故事。未來，面對心頭的不舒服時，我們不會只一味追問：「你為何明知傷肝卻還是酗酒？」、「你為什麼要自殘？」。讀過本書後我們會知道，症況只是一種表層，底下還有很多故事沒有被聽見。

心頭不適，其實是有方法可以面對與處理的。作者用自己的經驗告訴我們，妥善照料後，這些苦不必然會使人走上自我毀滅之路。反而能引領我們走上另一條自我探索的路——一條雖然辛苦，卻能讓我們看見獨特人生風景的路。

此時或者過去，無論處在心理苦痛中的人，是自己還是親友。在這段孤單的路上，我們都盡力了。除了練習好好照顧自己的起居、閱讀正確的資訊之外（本書針對這兩點，恰好提供了非常多具體的作法與示範），請不吝於透過專業協助陪你找到力量，走過那段最辛苦的路。也請別讓社會不成熟的刻板印象，阻礙你去做你覺得為自己好的、重要的事。別擔心、別害怕、別再徘徊，請讓我們有機會聽聽你的故事。

「精神疾病依舊不能阻止我做我想做的事」。作者所言不假，本書即是見證。期望本書的出版，能讓大眾對精神疾病有更多正確的認識，讓不必要的汙名化可以慢慢被破除。更期望作者的故事，能鼓勵更多深受心理苦痛的朋友們，耐心自我照護，必要時勇敢協尋專業幫助。深信在未來某天，走過心頭的苦痛時，我們也能跟作者一樣，完成那些我們真心想做的事。

*本文作者現任職初色心理治療所。專長為心理評估、心理治療。經營臉書「心理師想跟你說」與心理學部落格「心理師的口袋」。

推薦序

如何與病共存

吳佳璇
（精神科醫師、作家）

這是一本獨特的情感性疾患病人自助手冊。作者將自身經驗系統化，回溯如何將青少年時期開始的劇烈情緒起伏，及其伴隨著斷裂生活，納入精神疾病的概念，以及種種與病共存的「撇步」。

不同於專業人士撰寫的類似書籍，作者將談戀愛、受教育，人際關係（家人與朋友），以及網際網路使用專章處理，使本書更生活化，更貼近病人與家屬的需求。我相信不只是舊稱躁鬱症的情感性疾患病人讀來有感，其他精神疾病患者讀了，也能收觸類旁通之效。

情非得已之生存之道*

許欣偉
（台北市立聯合醫院松德院區精神科主治醫師
思想起心理治療中心督導
臺灣精神分析學會監事）

當精神科醫師二十多年來，我發現有時候病患不見得想聽醫師的建議。

「我難過……好羨慕你……我對自己好失望……醫生你很堅強對不對？我真的好軟弱。為什麼你離我好遠？你應該不懂我的痛苦。」

重看幾年前一位病人寄來醫院的電子郵件，我心中仍感一波波衝擊，但慶幸今天她依然存活著。她的話透露出許多病患心中一個不能說的念頭：「醫生你說得都對。但是你不懂我。」醫生在診間苦口婆心給了建議，病患卻認為醫生未曾經歷她的悲慘遭遇，將醫病間的距離放大為鴻溝，覺得醫囑沒有幫助。相反地，由於疾病經驗和生命歷程近似，病患通常較不抗拒來自另一病患的建議與打氣。目前國內已有不少精神科醫師所寫的介紹躁鬱症或憂鬱症的好書，然而，病患面對這些書籍仍可能被「你不懂我」的心情所干擾。本書完全不同，徹頭徹尾是從作者艾蜜莉．雷諾茲做為病患的觀點，來審視精神醫療以及精神疾病患者的生活難題，作者的筆觸幽默、自嘲、時而挖苦時而真摯，將她在英國醫療體系下的就醫經驗描述得活靈活現，她的建議拿來台灣不但適用而且實用，例如，在第一次就診前事先做好準備、自我照護的十五個方法等，比起醫療專業人員給予的建議，她的建議顯得更具說服力也更受用！

相較於英國國家健保（NHS）底下嚴格的家庭醫師制度，亦即需要家庭醫師轉診才得以見到精神科專科醫師一面，在台灣健保制度下，要見到精神科醫師真是太容易了。全國各大醫療院所皆有精神科或身心科的門診服務，有情緒困擾或身心問題的民眾可以直接掛號，攜帶健保卡看診，有需求者亦可接受健保支付的個別心理治療。而這幾年精神科診所如雨後春筍般，在國內各地出現，民眾可以就近前往住家附近的診所就醫，精神醫療的普遍性和可及性又向前邁進一步。但是就醫的便利性也帶來副作用，國人迷信名醫，民眾毫無節制地四處求醫，重複用藥的現象頗嚴重，有的病患長期領取固定藥物，私底下卻不吃其中某些藥，又不告知醫師，於是家中藥物堆積如山，如此浪費令人費解！艾蜜莉．雷諾茲提及無論是藥物沒效、有副作用或想停藥，都要和醫生重新討論治療計畫。我相信這是她最棒的建議之一。

關於精神疾病個人經驗的書寫，過往曾有蘇珊娜・凱森所著的《遺失心靈地圖的女孩》，描寫她在六〇年代末被診斷為邊緣人格障礙，且被送進精神科專科醫院住院兩年的心路歷程，已改編為電影《女生向前走》。之後最知名的典範當屬凱・傑米森所著的《躁鬱之心》。將本書和《躁鬱之心》作個比較是有趣的閱讀方式。《躁鬱之心》以統整的自傳體例撰寫，對躁鬱症的思考既恢弘且細緻；本書的重點不在於呈現躁鬱症的精神病理，而是精神疾病患者該如何適應現實生活的各個面向，包括就醫、戀愛、求學、自殘自殺、如何與家人和朋友相處等，甚至有一章的主題是「網際網路」！作者把自己的故事打散，分置於不同章節標題底下來探討，有自白也有具體建議，寫法活潑而戲謔。兩位作者都是在青春期發病，病程都出現明顯躁期、鬱期、強烈自殺意念和企圖，兩位皆主張藥物治療和心理治療都不可偏廢。艾蜜莉・雷諾茲說「心理治療就是在宿醉隔天早晨站在鏡前對自己的細細端詳」，凱・傑米森則說「心理治療是個避風港，也是個戰場」，又形容心理治療「獨特、奇異、刻骨銘心」。她們兩位用美麗的語言見證了心理治療在臨床上的重要性。

但凱・傑米森畢竟是臨床心理學博士、躁鬱症專家，艾蜜莉・雷諾茲的素人病患身分凸顯出本書的可貴。我特別被作者的自省所觸動。她提到對診斷病名的過度認同、診斷成為做錯事的藉口：「我把診斷銘刻在自己的腦海，每當我做錯事，我就像唸經般複誦一遍，這是我有生以來犯下的最大錯誤。因為這意味著我不會去檢討自己的行為，我失去了對自己人生的掌控力。這讓我成了精神疾病的被動受害者。」當我在看診時，不只一次「不要單用精神疾病來定義人生」這句話差點脫口而出，但類似的話若由醫生直接說，聽起來恐怕像指責。現在由做為病人的作者反覆闡釋此觀點，這是她反思生命經驗後的淬鍊見解，更加令人信服。

我樂意將本書推薦給所有精神疾病患者及其親友。罹患精神疾病不是出於個人選擇，因此本書的別稱或許可以叫做「情非得已之生存之道」。帶著精神疾病過日子，其辛苦程度常人難以體會，因為疾病影響情緒、思考、感知、判斷，等於全面影響自我感覺，也連帶影響病患的社會關係，導致病患陷入寂寞、絕望的漩渦。當我們旅遊到陌生國度時，需要地圖和旅遊指南來確定行進方向，而罹患精神疾病的焦慮顯然千百倍於此。衷心期盼本書可以成為陪伴病患的完全攻略本，如果本書可以讓病患感到被瞭解、被接受、孤單減少、萌生希望，那將是我們精神科醫師最想看見的事，也是醫病雙方共享的夢。只是精神醫學終究有其侷限，我想起一句佛洛伊德曾引用的法國外科醫生名言：「我包紮他的傷口，治癒靠上帝。」此刻我們真的需要艾蜜莉．雷諾茲的最愛——

莫里西（Morrissey）歌聲的慰藉與祝福：

So please please please
Let me, let me, let me
Let me get what I want
This time
……
So for once in my life
Let me get what I want
Lord knows, it would be the first time＊

＊源自台灣電影片名，於二〇〇八年上映，由鈕承澤自導自演。
＊歌詞出自莫里西擔任主唱的史密斯樂團，於一九八四年推出的歌曲〈Please, Please, Please, Let Me Get What I Want〉。

目錄

引言

被診斷罹患了躁鬱症，是我這輩子最開心的時刻。談戀愛、畢業、姪子出世……這些風花雪月的小事兒，跟「你罹患了第一型躁鬱症（biploar 1 disorder）」這句話相比，根本不算什麼。遇到真命天子？沒什麼大不了。把學士帽丟到半空中，代表你終於從三年的勤奮向學解脫了？隨便啦！當你坐在昏暗、單調的小房間裡，聽著精神科醫師對你說：「沒錯，你**確實**罹患了慢性精神疾病。」**那些**再也不重要。

我知道我的語氣不太莊重，但我一點都不誇張。說到我的確診之旅，的確是條漫漫長路。我經常坐在簡陋的候診室裡一耗就是好幾個小時。從我第一次發病開始，我花了十年的時間——十年，跟精神科醫生、家庭醫師（GP），還有兩光的心理諮詢師打交道；十年的誤診和吃錯藥讓我生病、發胖，甚至病情加重。我可以像小朋友背九九乘法那樣，把我吃過的藥名如數家珍地背給你聽——選擇性血清素再回收抑制劑（SSRIs）、單胺氧化酶抑制劑（MAOIs）、三環類抗抑鬱劑（tricyclic antidepressants）、非典型抗精神病劑（atypical antipsychotics）等等；還有被誤診的那些病名，什麼重度憂鬱症（major depression）啦、邊緣型人格障礙症（borderline personality disorder）啦，以及模擬兩可的「妳應該過幾個禮拜就會好了」。我接受、我否認，然後終於承認「自己的心理健康確實存在著一些問題」。那感覺就像是參加鐵人三項或超級馬拉松，或入圍了歌唱選秀節目，讓人忍不住熱淚盈眶。所以，即使有點後知後覺或事後諸葛，但那天當我確診時，我真的有種撥雲見日的感覺。

***

第一次心理出現問題是在我十三、四歲的時候。它們毫無預警，說來就來，我根本搞不清楚是怎麼一回事，或自己到底有什麼感覺。我只記得大部分時間我都懶洋洋的，精神無法集中，對學校課業或班上同學興趣缺缺。後來我開始暈眩，它發作得如此頻繁，彷彿我的靈魂游離於肉體之外，感覺非常不真實（我後來才知道這在臨床上叫解離狀態——試圖讓自己的意識和造成壓力的環境分開）。坐校車回家的路上，我會呆呆地望著窗外的房子和商店從眼前閃過，卻沒辦法把這些影像跟「自我」產生任何的連結。此外，我感覺到極度的悲傷；我變得嗜睡，對任何事都提不起興趣，唯一能讓我活過來的事就是自殘。我會偷偷在家裡或趁學校午休的時候，躲在廁所裡做些不好的事。我那時沒想到自己有可能是病了。我完全沒有這樣的念頭。

之所以如此，我想部分原因在於憂鬱症或躁鬱症的許多症狀，都跟青少年的人格特質很像。差別在於嚴重的程度和時間的長短。只是身為一個十四歲的羞澀青少年，你實在不知道該怎麼表達，跟別人講述你的感覺。在維基百科上瀏覽介紹沙特（Sartre）的文章，把我的不舒服看成是深奧的存在主義哲學，也完全沒有幫助。天曉得，那種窒息的恐怖感覺並非出於我個人的選擇；這不是我要的人格特質或生活方式，而是影響我人生甚鉅的疾病。

沒有用。我依然非常沮喪。

十年後，在我鬱症發作最嚴重的時候，我終於確診了。歷經跟男朋友的慘烈分手後，我先是哭了好幾天，然後就演變成幾個星期都沒辦法下床。最後的幾個月我簡直是一灘爛泥。我不吃不喝，不見任何人，我啥事都不做，只睡覺和哭泣。我哭得太兇，導致我的身體再也擠不出一滴眼淚。我持續服藥了快一年，才有辦法重新哭泣（順道一提，最後我是怎麼走出來的？靠的是一則狗食廣告。雖然這跟我期待的大卡司、大製作不一樣，但你知道的，無魚蝦也好）。

終於，我再也不在意被男朋友甩了，而我了解到我的愛哭、嗜睡、沒有食欲——不知道哪天會鼓足勇氣跑去給公車撞？是因為我真的病得很重。老實說，那感覺糟透了，被分手竟然成為我人生唯一關注的事。如果沒有它，不知我會變成怎樣？

你可能以為知道自己病了會讓事情容易許多？而我確實已經習慣了這樣的模式：覺得心情很糟，看醫生，吃藥，等噁心的感覺過去，磨牙，恢復正常。不過，這次的發作比以往都還要嚴重；隱藏在我身體裡的某個怪物拚命想要出來，我根本控制不了它。

我真的不知道該拿它怎麼辦。不過，就在它突然竄出的那天，我迫切感受到自己應該要馬上去找醫生。我確實做了。我跑去住家附近的診所，掛了以前我從沒看過的醫生的號。我很焦慮，不過在醫生的眼裡，我就跟一般的病人沒什麼兩樣。當我告訴她我有自殺傾向時，她直接當作沒聽到，只是問我：「妳為什麼悲傷？」擺在桌上的厚厚一疊病歷，她連看都不看一眼。我告訴她我沒有為什麼悲傷——我就是病了。可她卻繼續追問：**肯定**會有什麼原因。她每問一個問題，我脆弱的信心就愈是瓦解崩潰。診療到一半，我終於忍不住建議她，請她確實看過我的病歷後，就知道我所言不假，而她竟然反問我要不要試著戒菸？最後，她把我送出診間，並告訴我說兩個禮拜內如果還想要自殺的話，再回來找她。她好像沒有想到，如果兩個禮拜內我不再試圖自殺，可能是因為我已經死了。

看來地方的心理衛生信託制度對我一點幫助也沒有；我需要轉診或住院治療，可偏偏我兩項資格都不符。在醫院，我拿到一張匿名戒酒會（Alcoholics Anonymous）的傳單和一小包面紙。這讓我覺得，醫院唯一勝過診所的地方，就是紙張消耗量比較大。

我感到挫敗；崩潰、渺小且挫敗。就像是溺水的人，我拚命想抓住什麼，就算是一根稻草都好，然而，一切是如此徒勞。我感到無比絕望，焦躁不安地想做點什麼，即使我並不確定那是什麼。我必須不斷努力，才能從床鋪走到浴室；現在，我好不容易拖著腳步走進了醫院，卻得到其實我並沒有那麼嚴重的答案。

幸好我少走了一大段冤枉路，想辦法看到了一位私人開業的精神科醫生，他願意花時間聽我講述我的病情並做出正確的判斷[1]。

在某種程度上，我已經確定自己得的是躁鬱症，當我躁症發作，只要跟我相處超過五分鐘的人，馬上就能明白這一點。有某個朋友告訴我，我們第一次見面我就連珠炮似地轟炸了他二十分鐘，完全不讓他有插嘴的餘地。後來才知道原來我好死不死地碰到了前男友。我也曾好幾次讓自己背負幾千英鎊的債務，千里迢迢搬了兩次家，一口氣註冊、選修了三種學位課程，後來勉強修完了一個。

截至目前為止，我都把焦點擺在鬱症發作的時候。青少年時期我就是莫里西[2]的粉絲，而自殘這件事對追尋自我定位的孩子來說，好像蠻正常的，我完全沒想到自己的躁症已經很嚴重。我自以為躁症發作時的我「才是真正的我」。這樣說可能有點誇張，不過，比起鬱期時的髒亂邋遢，至少躁期的我比較像個人樣。我從來就不覺得躁症是個問題，因為它太有趣了——我可以幾天幾夜不睡覺，能言善道，口才好得不得了，而且我覺得自己性感極了，簡直就是萬人迷。

直到我搬到倫敦自己住，我才發現躁症對我的生活影響有多大；我不管情緒或行為

1作者注：雖然我是英國健保（NHS）的忠實支持者，但它所提供的資源實在是太有限了，你不可能得到品質等同於私人診所的醫療照護。而自從上回選舉之後，政府撥給心理保健這塊的預算更是逐年減少，因此，我自費找醫生這件事實在是出於無奈的下下策。

2譯注：莫里西（Morrissey），英國創作歌手，史密斯樂團（The Smiths）主唱並負責作詞，一九八七年在解散樂團後單飛。以下若無標示作者注，則皆為譯注。

都非常衝動，那嚇壞、甚至趕跑了我的一票好友。我手頭很緊，不過我沒有助學貸款，也沒有窮到要向父母伸手的地步。我有一個全職的工作和排得滿滿、最多一個禮拜六天的約會行程表。我不再需要那麼多的睡眠，卻還是累到不行。我開始意識到自己的心理出現問題，也許真正左右我心智的不是提不起精神的抑鬱，而是一直靜不下來的狂躁？

＊＊＊

從我青春期第一次發病，到最後確診為杜鵑窩的成員之一，這段期間，心理健康對我生活的各個面向產生了不可磨滅的影響。我的教育、工作、家庭生活、性生活、自我定位——身而為人所有能與世界產生連結的東西，全部被摧毀殆盡。我有切身之痛，知道千萬不要在你生病的時候跟男朋友約會，知道要如何（或不要）跟你的同事討論你的病情，如何挨過痛苦的療程和諮商。我希望有人能事先告訴我，希望我沒有因為無力處理躁鬱症帶給我的阻礙，而失去了那麼多友誼、親密關係和工作機會。

於是，這本書誕生了。在我一路走來披荊斬棘時，從來沒有類似的東西可以指引我。如果有的話該有多好！所以我決定自己寫一本。說真格的，我也曾讀過一堆心理勵志書。不過，當你連洗個澡都沒辦法時，一本告訴你如何「專注在成功上」，如何「向宇宙下訂單」的書，根本是個屁。我只想懇求上帝：「拜託，讓我不要生病。讓我能像正常人一樣洗頭。」

談論心理健康的書有一大堆，但卻從未引起我的共鳴，或和我的經驗相呼應。有的悲慘回憶錄刻意美化精神疾病造成的性濫交，瘋狂且自戀地建議「透過愛可以得到救贖」；更有一堆冷冰冰剖析病情的臨床研究報告。從來沒有一本書可以讓我「藉由作者的經驗，確認自己的病情」，讓我「覺得沒那麼孤單」，讓我「可以把書中誠懇且有效的建議應用在自己的生活上」。為了彌補這樣的缺憾，這本書誕生了。

我希望這本書可以幫助任何有類似經驗的人，或任何經驗完全與我不同的人，進一步了解自己的心理問題，或至少得到一些啟發，知道該如何有效地面對。我希望他們可以避開我曾犯下的一些致命錯誤，或最起碼感覺好一點，因為不是只有他們會在談戀愛時不小心說漏了嘴，或鬱症發作時活像隻亂翻垃圾的浣熊。

至於，那些心理健康的人，我希望這本書能讓他們有一點概念，知道罹患慢性精神疾病大概是什麼情形，打破一些迷思，提供一個參考架構，讓那些可能受到影響的人能夠有所依據。

這本書可能很悲傷，甚至很殘忍。我們將探討自殘、自殺、吸毒等許多負面事情，你也許會讀不下去，特別是當你有類似經驗時。書中所有章節的標題都開宗明義，寫得很清楚，所以，如果你真的覺得某個主題讓你不舒服，不妨先跳過。它也可能粗鄙不堪，不過，這就是精神疾病的真相，但它也可能令你大笑。裡面有很多指引和量表，所以應該蠻實用的，不過，我可不想稱它什麼心理勵志書，因為心理勵志書全是陳腔濫調，一點幫助也沒有，我衷心希望這本書能讓你舒服一點，得到力量，或至少感到沒那麼孤單。

1. 看醫生

在一個不尋常的寒冷十月早晨，我邁出精神科醫生的辦公室，手中的紙張證明了我確實有問題。已經有好幾個月了，我第一次覺得人生有了希望，雖然還不到豁然開朗的程度。我因為這從天而降的救生衣感到振奮，訝異於它竟然如此合身。當醫生一臉嚴肅地宣布他的診斷時，我告訴我自己：「艾蜜莉，別表現得太高興。他會以為妳是假裝的。」我已經說了，這是我人生最開心的時刻；我是認真的，沒有開玩笑。雖然我還是他馬的憂鬱到不行，但至少一直存在我腦海裡的雜音，那個告訴我事情永遠不可能好轉的聲音停止了。我感到平靜堅定，充滿信心。我已經準備好要康復起來了。

不幸的是，這誤會大了。我的篤定是因為我相信，只要知道自己哪裡有問題，便是朝「康復」——恢復正常，邁出了一大步。我錯了，錯得太離譜了。原來找到毛線球的線頭並不代表你終於可以跟那頭心理怪獸一決勝負。我怎麼會天真地以為有病識感，再加上多服些抗精神病藥物，就可以突破重圍、重獲新生了呢？

事情沒那麼簡單。

我沒有把我跟自己的關係、我的自我意象考慮進去。在我的認知裡，我是某人的女友、女兒，或只是一個人，現在這些認知全部受到精神疾病緊密牽連。我是躁鬱症？憂鬱症？邊緣型人格障礙？這些都不重要——我也曾翻閱《精神疾病診斷與統計手冊》[3]，在一堆診斷準則上亂指一通。真正重要的是，那天我不明白的是，我的個性有多少跟「精神疾病」有關。「精神疾病」是一個模糊的概念，而非精準的科學定義。

除此之外，診斷通常是非常武斷的。研究指出，儘管標準化診斷準則廣泛應用於西方世界，一模一樣的症狀還是會因為不同的醫生，而得到完全不同的解讀。文化差異也會產生影響：在某些國家，被社會視為正常的行為，到了其他國家就變成了病態、不正常。因此，確診並不代表你就此朝心理健康邁出了一大步。

說到精神疾病，不管是長什麼樣子、叫什麼名字，反正就是會讓你不斷懷疑自己。「我是真的憂鬱？還是只是懶惰而已？」你自問。「我手裡留不住錢，是因為我躁症發作？還是因為我就是不負責任？我不斷追求藥物的刺激，是因為這是我處理問題的方法？還是我真的喜歡嗑藥？」一直會有個聲音在你耳邊干擾你，就好像影片看到正精采的時候，突然聽到導演的旁白解說響起。

很明顯地，你人生的某個部分**受到**精神疾病的影響。鬱症發作時，你是反社會的、不愛交際的；躁症發作時，你是衝動的、傲慢的；而當你焦慮時，你又是逃避的、神經質的。不過，病理分析得再仔細又有什麼用呢？你性格裡那不好的部分就像是搖搖欲墜的牙齒，終究會掉下來。細菌蔓延開來，連好的部分都受到了波及。於是，你換個方式問自己：是否精神疾病也要為你喜歡的自我人格特質負責。我真的有同理心嗎？我真的關心其他人嗎？還是，我只是想找個跟我一樣的失敗者互相取暖？我是外向開朗、幽默風趣嗎？又或者我只是躁症發作，張揚、聒噪到不知道自己有多討人厭？

醫生提到過度認同（overidentification），沒錯，正如我所說，你會把個性的所有面向都歸因於你的病。你很難不這麼做，尤其是如果你從青少年就開始發病。青春期，是我們開始摸索、探討自己的時期。在這個階段，如果精神疾病從頭到尾都跟著你，你很難不覺得這便是全部的你了。到底，哪個部分是正常的我？哪個部分是躁鬱的我？

3作者注：《精神疾病診斷與統計手冊》（*The Diagnostic and Statistical Manual of Mental Disorders*，簡稱DSM），是用來判讀、診斷精神疾病的指導手冊。本書非常普遍，你會發現精神科醫師幾乎人手一冊，不過，在過度診斷、準確性，以及將人類生活經驗醫療化的問題上頭，卻始終受到爭議。在我看來，艾倫．法蘭西斯（Allen Frances）的《救救正常人》更具有參考價值，也比我寫的要好多了！

確診有幫助，但也阻礙了這個過程。確診幫忙釐清了一些問題：是的，你是憂鬱症沒錯；是的，你的焦慮是真的。不過，卻沒有辦法壓住另一個聲音，那個一直問你「如果沒有精神疾病你會是誰」的聲音。它沒辦法讓你糾結的思緒變清晰，讓你知道紛亂的原因是什麼。而它也不會告訴你，它們各自躲在心靈的哪個角落。

＊＊＊

我從大學休學之後，開始去看心理治療師。他傲慢、冷漠，不親切（身為心理治療師，這實在很不專業）。他把我陳述的症狀（所有狗屁倒灶的事）全部歸因於我有「自我毀滅」的傾向。彷彿我有神經病是我自找的，我樂意深陷憂鬱的情緒，我壓根、從來就不想要控制自己的行為。

我記得頭幾回諮商的時候，有一次我對著他大吼大叫（我當時十九歲，爭執的原因好像是我錯用了卡謬的一段文章什麼的），然後，他突然打斷我，問說：「妳是不是不想好起來？」說實話，我還真不想。

如我所說，我並不**喜歡**生病——我百分之百確定，我一點都不喜歡生病。我的精神病才發作兩天，才兩天，我就覺得自己快要死掉了。詳細過程我記不清楚了，我只記得自己躺在宿舍狹小房間的單人床上，不吃不喝不上廁所，自以為別人都看不見我，我是隻鬼什麼的。一隻活在現實生活中的鬼。如果叫鬼馬小精靈（Casper）去《動物屋》[4]的片場待上一年，大概就是我現在這副德性吧？我知道這聽起來很蠢，我竟然還在想這件事，想它是怎麼發生的。我絕望地在記憶裡翻找，想要找出一點蛛絲馬跡：當時的我**在想**些什麼？我到底存著怎樣的想法和心態？

我不是很確定其中的前因後果，不過，我的發病肯定跟某個打擊（發生在我大一快結束的時候）有關。有兩個學期，我不但喝得很兇，生活作息還極不正常，有時我一天只睡四個小時，有時則長達十六小時。一開始我生龍活虎到不行，到後來卻欲振乏力，然後，時間來到了聖誕節，我開始不去上課。隨著情況越來越嚴重，我漸漸不與人來往。之前我還會出去喝酒，一個禮拜參加四次舞會，這些日子早已不復見。最嚴重的時候，除非必要，否則我幾乎足不出戶。我開始在深夜造訪公共廚房，以防不小心碰到隔壁樓友什麼的。最後我乾脆上網訂餐，要店家直接把食物送到我的房門口，而且我只買

4《動物屋》（*Animal House*），美國喜劇電影，於一九七八年上映。講述某大學有兩個人見人嫌的兄弟會，教務長想盡辦法將其中一個兄弟會的成員趕出校園。

不必烹煮的東西，這樣我才不需要離開我的房間。在我精神病發作之前，長達兩個禮拜的時間，我一天就只吃四包洋芋片。我一般都買大包裝的家庭號，配著五百毫升的提神飲料（一天三罐，但還是挽救不了我時好時壞的精神狀態）一併吞下肚。如果你問我味道如何？不，我到現在都還是無法接受。

幾個禮拜前，我剛跟男朋友分手。在我的人生裡，這種事**通常**都扮演著催化劑的角色，讓我崩潰得更快。我並沒有特別愛他——我真的沒有。對我而言，就是生活的秩序被打亂了，我一時覺得很不習慣。我想他看出了哪裡有問題，他的緊張兮兮，洩漏了他對我精神狀態的恐懼（說了不怕你笑，他曾經威脅我，如果我膽敢扮成乳牛，他就要跟我分手）。

分手後，我就像中邪似地，不斷查看他的臉書或推特，好掌握他當天晚上的行蹤。然後，我會單槍匹馬、突然現身在他所在的夜店或酒吧，開始找他和其他陌生人聊天，火力全開，胡言亂語。當我說胡言亂語，我指的不是一般人的酒後吐真言，我指的是完全的廢話。沒有邏輯，成串的句子不斷地從嘴裡冒出來，連我都不知道自己下一秒會說些什麼。這樣的夜晚通常都在我的歇斯底里中結束，某個莫名其妙的陌生人或一點都不同情我的熟人會送我回家。我一直在想那些人是否知道發生了什麼事。他們只當我是個喝醉的一年級菜鳥？還是他們了解眼前的人生病了？又或者，他們只敢在我背後惡毒地喊我「瘋女人」？我想多半是後者。因為我們才十八歲，而這個年紀的人通常都很蠢。在這本書後面會給朋友或家屬一些建議，告訴你如何跟精神病患相處，不致於成為上述那種人。

在這之前的好幾年，在我開始接觸酒精、搬出來自己住、獲准想睡就睡之前，我的日子過得非常悲慘。我十三歲開始自殘，十五歲開始想自殺，我自問自答，展開冗長的蘇格拉底式對話，不斷在心裡掙扎，衡量著生與死的利弊得失。

我在學校人緣一向不好。我想是因為一開始我釋放出一種氛圍，一種渴望被接受的氛圍。我希望別人喜歡我，換來的卻是別人討厭我，於是我變得執拗乖僻，假裝不在乎，後來我索性跟討厭我的人唱反調，以激怒他們為樂。儘管我有一頭漂亮的金髮，卻還是因為腿毛太長被人取笑，於是我決定再也不刮腿毛了。就因為我在社群交友網站聚友網（Myspace）的性別欄裡填了「雙性戀」，開始有人在走廊上或教室裡歹克、歹克[5]地叫我。面對這樣的攻擊，我的回應是寫得更勤、更聳動，大量在校刊、公布欄或

5 歹克（dyke），通常指較男性化的女同性戀。

部落格上發文，讓你們知道我有多受女生歡迎。

曾幾何時，被視為「異類」竟然成為支撐我活下去的信念，我岌岌可危的心理健康有絕大部分都仰賴它的存在。基本上，我對這個標籤還蠻自豪的。而我之所以人緣不好，可能這才是主要的原因，而不是什麼任性霸道的人格缺點。我是個怪胎，這讓其他人覺得很不安。

正如許多青少年，我在能夠反映我心聲的事物上尋求慰藉。我熱愛莫里西和史密斯樂團的音樂（我是如此瘋狂，我很肯定到現在有些同學對我的印象仍是：「哦，那個瘋莫里西的怪女孩。」）不僅如此，我還讀雪維亞・普拉絲[6]的詩，並且死背硬記下來。現在我知道那些都是陳腔濫調，但在當時那便是我的全部，我得靠它們來定義自己。藉由這些詩啊歌的，我可以盡情宣洩我的痛苦和悲傷。它們具有撫慰的效果，但能讓人快樂嗎？不。現在你知道，為什麼五年後我告訴治療師我不想要好起來了吧？這才是真正的**原因**。

我感覺不快樂定義了我這個人，沒有它，我什麼都不是。如果我快樂了，或是至少沒那麼不快樂，那我再也不是我了。我會變成沒穿衣服的無頭人體模型，一無所有，只是個空殼子。而我還必須找一些東西（一些快樂的東西，我想）來填補，那會有多麻煩呀？每個人的建議都很主觀且無用。在我老媽的堅持下，我在超市找了一份工作，確實讓我比較社會化。不過，整理貨架還真不是人幹的，有夠無聊。有人建議我可以去讀空中大學，但我拉不下面子，因為我得真的退學了才能去報名。參加讀書會？學習編織？寫作？交個男朋友？這些事我全做過，沒一樣有幫助。對我而言，它們就只是——身外物。沒了我的精神疾病，我覺得整個人茫茫然，漂泊不定，悵然若失。

特別是我的悲傷，好像我緊緊抓住的安全毯[7]，我如此熟悉，因而感到安全，我對它瞭若指掌、如數家珍，完全迥異於我與快樂的關係。你是否曾經惶惶不安地走進某個房間，裡面全是你不認識的陌生人？你覺得如此尷尬，忽然間，你竟然不知道手腳要怎麼擺了？這便是快樂給我的感覺。我根本駕馭不了；我不知道要如何維護、與它共處。對我而言，快樂是艱鉅的任務，是薛西弗斯不斷推上山的石頭，我再怎麼努力都沒有用。你需要學習才能快樂嗎？你無法想像有這種事吧？我跟不快樂比較熟，相形之下，悲傷容易多了。

6 雪維亞．普拉絲（Sylvia Plath, 1932-1963），美國詩人，代表作為半自傳小說《瓶中美人》、詩集《精靈》，於一九八二年獲普立茲獎。

7 安全毯（security blanket），泛指所有讓人依戀又帶來安全感的小物品。譬如史努比裡的奈勒斯就有一條永不離身的小毛毯。

就在我終於確診之後，上述的情況變得更加嚴重。因為那紙診斷書在在證實了我的想法：「我是個天生沒辦法快樂的人。」我非常、無比地肯定，我缺乏快樂的能力。我是對的。這一切都是真的。我沒有誇張，也沒有假裝。我確實**有病**：不光是我的腦袋有問題，我這個人本質上就有問題。

我想這有點拚場、較勁的意味。與其讓別人在背後叫你瘋子，還不如自己大聲講出來。這種心態就像我青少年時期堅持不刮腿毛一樣。既然你一直挑剔我、嫌棄我，那我乾脆反其道而行，看你能拿我怎樣？藉由誇張的「瘋狂舉動」，或故意不去隱藏別人眼中的瘋狂舉動，我強迫別人接受。我知道這樣做很孩子氣，但瘋狂的人通常都不被信任，不受重視，我必須藉此才能強調我的存在。如果別人不知道我是誰，那我怎麼知道要如何行動，他們的漠視讓我覺得自己好像隱形人。說我的行為是一種變相的「求救訊號」，可能有點矯情；我沒有要別人救我，我只是渴望被聽到，我在跟別人說：「喂，我在這裡，我很痛苦。」我需要我的病被認證。

確診亦是一大解脫，因為我終於可以拋棄身而為人的尊嚴或責任感。基本上，我知道自己病了，但有時拿來當藉口還是會覺得有些丟臉，所以我盡可能不用。我必須確定自己沒有妄自菲薄，或是更重要地，沒有傷害到不相干的人。不過，當我開始把自己想成一個「得了躁鬱症的人」而不是「艾蜜莉」時，事情瞬間變得容易了許多。

在後面你會讀到，當我鬱症發作時，首先面臨的是個人衛生的問題，還有如何想辦法保持房子整潔。我眼睜睜看著沒洗的碗盤和骯髒的T恤如大軍壓境，向趴著無法動彈的我的身體進逼而來，在以前，雖然我無能為力，卻還是忍不住想要阻止這種情況繼續發展下去。可自從我確診後，我開始透過我有精神疾病的鏡片看世界，即使有時我的情況並不是特別糟。從偷懶兩天變成了偷懶兩個禮拜，待洗的衣物愈積愈多，水槽裡滿是發臭的碗盤，然而，有了精神疾病這張免死金牌，我可以自欺欺人，將一切合理化。我冷靜告訴自己：「鬱症發作時我就會這樣，這也是**沒辦法的事**……當我憂鬱時，我根本**沒辦法**打掃，所以……」其實，就算我不憂鬱，我還是提不起勁去做任何事。現在可好，我終於有藉口了。

躁症發作時也是一樣。幾年前我剛跟男朋友分手，有點兒傷心，不知為什麼，我發現自己忽然很害怕獨處。我一個禮拜約會五天，跟某個經常碰面的人。他的年紀比我大，他很清楚我生病了，於是他開始竭盡所能地照顧我，想讓我舒服一點。我想我倆打一開始就知道，這樣的關係不會變成真愛，不過，他還是願意來找我，陪我一起看影片，又或者我們一起上小酒館，熱烈討論莫里西專輯的B面曲目[8]。總而言之，他人很好，很善良。

然而，不久後，躁症的驚濤駭浪無情朝我襲來，把他的努力和好意全糟蹋了。我不斷邀他上某家酒吧，等他來了卻把他晾在一旁，不但當著他的面跟別人接吻，還一整個晚上都不跟他說話。第二天早上我在宿醉中醒來，下樓時我心裡滿是恐慌，我從來不曾如此害怕。我試圖把它拋到腦後，開始不斷重複以下的動作：臉書、推特、臉書、打電話跟朋友聊天、臉書、吸食古柯鹼。我四天沒洗澡（洗澡意味著我必須和自己的思緒獨處，這會讓我不斷想到自己是個爛人的事實）。我無法忍受跟自己的身體共處。

現在回想起來，我還是會感到深深的愧疚。它讓我害怕到喘不過氣來，雖然相形之下，情況並沒有那麼糟；至少我沒有盜刷那個男人的信用卡或開車輾過某人的寵物兔什麼的。不過，這次的事件不啻是面照妖鏡，讓我看清楚，若染上酒癮或藥癮，自己極有可能會變成怎樣的人。而處理與面對的最好方式，莫過於把一切歸咎於我有精神疾病，對吧？

過度認同診斷，讓我把人生做的一切錯誤決定合理化。以前我還不敢如此放縱，如此肆無忌憚。它讓我可以百分之百的自私，去做——你知道的，**想**做卻不敢做或不該做的事。它是讓人自暴自棄的好藉口；有了它，你再也不用勉強自己為了心目中的理想採取任何行動。雖然這樣很幼稚，卻是安全又溫暖，不會遭受苛責。在辦公室說錯話？我有躁鬱症。跟不該上床的對象上床？我有躁鬱症。癱在朋友身上，因為我又沒辦法自己走出門？這可不是我不負責任、靠不住喔，呃，**不瞞你說**，我有躁鬱症！

不僅如此，它還允許你犯錯。你把工作搞砸了？開會時說錯話，得罪了同事？這沒什麼。只要秀出那紙診斷，你就可以不用解釋、探討為什麼你會做錯事或講話不經大腦了。當然，精神疾病有時**確實**毀了你的工作或戀情，但有時**也會**成為你做錯事的藉口，雖然很多時候根本就與它無關。因為你一直把責任推給它，所以你永遠不會有自省的能力。

當然，這樣做很消極，但擺爛本身也是一個選項，且重點是，這容易多了。試想，所有你做的事，不管好壞，都可以用「我有精神疾病」解釋得通？很不賴吧！沒人會對你抱持期待；你也不會對自己懷有任何期待。你不需要長大，不需要負責，永遠可以任性妄為、我行我素。這真是個冠冕堂皇的好藉口。

當我不願想起我曾經傷害了某個在乎我的人時，我就告訴我自己因為我有躁鬱症，

8 舊式卡帶分A、B兩面，A面通常放主打歌，B面則收錄主打歌以外的其他歌曲。

這是我最擅長的處理方式。如果我不是躁症發作，我絕不可能那樣做，狂躁本來就會造成人格扭曲。是否有一個毫無爭議的名詞可以套用在那天的我的身上？比方說蕩婦或是反社會人格？恐怕沒有。不過，我確實是自私、不負責任且任性。我讓自己顯得滑稽可笑，我好比假日街頭的Q版肖像畫，頭大大，眼睛凸出，張著血盆大口的那種。然而，卡通也好，漫畫也罷，那都是我。

我把診斷銘刻在自己的腦海，每當我做錯事，我就像唸經般複誦一遍，這是我有生以來犯下的最大錯誤。因為這意味著我不會去檢討自己的行為，我失去了對自己人生的掌控力。這讓我成了精神疾病的被動受害者。照理說，診斷應該帶來完全不同的結果。照理說，我應該像獲知診斷的第一天，那樣的積極和振奮。可到最後，竟成為我撇清一切責任的藉口。當然，讓自己快樂不僅是一種選擇；我有精神疾病，再多的正面想法或自我反省都無法讓我擺脫這個事實。

診斷並非神奇的萬靈丹，得到了不代表你就不需要努力了。不過，對我而言，它確實是塊踏腳石，讓我搞清楚那些亂七八糟的事，並且視為邁向康復的第一步，這部分我是對的。在心理健康的漫漫長路，它是塊重要的里程碑，為你敞開了許多不一樣的門。我們將一一探索，期待使你的人生更加精采、有所改變。但先決條件是：如何取得診斷。

如何順利取得診斷

如你所知，我的確診歷程漫長且艱辛，而且主要是靠著內省——自己醒悟過來的。可現實的情況又該如何呢？怎樣看醫生？怎樣把千篇一律的說詞死背下來，好讓醫生把你的話聽進去？你該怎樣做，才能**確診**呢？

以下是我的親身經歷，僅按時間順序說明：

- 十四、十五、十六、十七歲：不斷去看家庭醫生，希望能找出我為什麼心情沮喪的原因。一再被忽略、被告知：「沒什麼，青少年都嘛這樣。」
- 十八歲：精神病嚴重發作。醫生終於願意開抗憂鬱的藥給我，讓我接受心理治療。醫生一直不認為我有精神病。就像我前面講的，心理治療師宣稱：「妳只是壓力大了點。」
- 十九歲：得到健保免費治療。暫時緩解了我的焦慮，可惜療程只持續了六次，之後我又回到了原點。
- 十九歲、二十歲、二十一歲：看家庭醫生看得更勤，企圖拿到更多的藥，可這些藥吃了只是讓我情況更糟。醫生開給我新的藥方，吃了沒效，於是我又回去找醫生，拿新的藥或加重劑量。如此周而復始，永無止境。最後我停止服藥。

- 二十三歲：第二次精神病發作。產生幻聽和視幻覺。去看了精神科醫生，**他確確實實問我有何症狀**。終於我拿到診斷書，拿到適合我的藥方和治療方式。

所以，從上述的例子——長達十年的誤診、吃錯藥、講的話沒有人聽，你得到了什麼啟示？遺憾的是，要獲得診斷，甚至讓醫生相信你的話，就是他馬的那麼難。

別誤會，我也曾碰到很有愛心的家庭醫生，他們有人輕率又天真地把我的躁鬱症當作胃潰瘍處理：你確實生病了，它影響了你的生活，別擔心，我們會想辦法改善。不過，有些醫生真的是糟透了。他們根本不注重精神疾病，認為是我大驚小怪，或只是慮病。有了十年的經驗後，現在的我已經可以跟他們據理力爭，換作是剛發病時的我？不可能。

所以，當你覺得自己生病了，你要如何說服你的醫生你需要幫助呢？當他們叫你「兩個禮拜後再來」或問你是否願意開始跑步時，你要怎麼回答？以下是一些建議。

掛號，並確實去看診

跟醫生約時間，先去掛號——這句話聽起來簡直是超級無敵大廢話，不過，卻有可能是最困難的部分。鼓起勇氣打電話到你家庭醫生的診所並預約看診的時間，是件**非常恐怖**的事。不過，請記住以下幾個重點：

- 一：負責接電話的人不需要知道你要看什麼病。他們可能會問，但你沒必要告訴他們，如果你覺得說了會讓你不舒服的話。
- 二：不妨一次預約兩個時段。看診的時間只有短短十五分鐘，根本不夠用，但如果能多個五到十分鐘，就能讓你和醫生談得更深入一點，大大改善你們談話的品質，也能讓你不那麼緊張。
- 三：記住，**當你有需要時尋求協助沒什麼好丟臉**。你沒有錯。你並不軟弱。這病**不是你裝出來的**。你的行為是勇敢、必要且負責任的；你正在照顧好你自己，愛你自己，看重你自己。

此外，依約去看診亦是苦事一樁。你可能會覺得緊張，不斷反覆地問自己：「要是他們覺得我是裝出來的呢？」「要是我**真的**是裝出來的呢？」「我是個騙子嗎？」「我會不會讓自己像個傻瓜一樣？」「要是他們不肯幫助我呢？」這些問題會像鬼魅一樣苦苦糾纏著你。

謀定而後動（參考以下所述）。深呼吸。如果有必要的話，請朋友握住你的手，分散你的注意力。如果你真的很緊張的話，可以讓你的朋友陪你一起看診，他們可以幫你做證，適時地給你支持和鼓勵。

事先做好準備

做好準備是基本條件。讓自己有能力回答這些問題：你這樣感覺有多久了？你會有想要自殘的衝動嗎？先把答案想好。如果你願意的話，你也可以寫日記，或甚至找一本筆記本，把你當下的症狀、心情、想法或舉止，以條列的方式記載下來。在旁邊註明上時間——肯定有些事是特別重要的，盡量多寫，寫得越詳細越好。他們可能會要求你填表什麼的，比方說「病人健康狀況問卷」（The patient health questionnaire-9，簡稱PHQ-9），藉以瞭解你最近這幾週的精神狀況，你可以上網搜尋。

你也應該有所準備，萬一你的醫生阻撓你取得醫療服務的話。造成這種狀況的原因很多。在我們國家，醫療資源一向遭到濫用，心理衛生的服務也不例外。在僧多粥少的情況下，他們當然不會為你轉診，如果他們覺得你不是那麼急迫。問診的時間通常很短（有時甚至只有五分鐘），要在這麼短的時間讓醫生瞭解你的病情，確實有些困難。

然而，最倒楣的事莫過於你遇到的醫生，他不認為心理健康和身體健康一樣重要。這事上我太有經驗了，有些醫生無比親切，有些則否。遇到一個靈光、有同理心的家庭醫生有那麼困難嗎？我的朋友對我說的話總是半信半疑。你沒辦法知道你會碰到誰或遇上什麼事，所以最好的方法就是把自己武裝起來。也許這論調聽起來有些悲觀，但我寧願把自己想成一個完美主義者。在看診之前，我絕對會收集好資料，反覆推敲，擬定好戰術。皇天不負苦心人，有時果真派上了用場。

準備好覺得不舒服、悲傷，或是因為一個無傷大雅的問題而痛哭出聲。準備好應付這些事，基本上，是很累人的。

不要覺得光憑一次看診，你就能確切地知道自己需要什麼。雖然現在的我可以很輕鬆地說：「我要去看醫生，讓他調整一下我的處方。」那是因為我已經病了十年，我經歷了這一切：緊張、被誤診、服藥、心理治療，氣急敗壞地想要說服撲克臉的醫生我真的有病。你可能還不到那個份上，那很ＯＫ。也許你可以趁機想清楚自己需要的是什麼：你需要服藥或心理治療嗎？你想要立刻確診嗎？又或者你想要被轉介到專門的心理衛生機構？上述的問題就算你一時半會兒回答不出來也沒有關係，但都值得你好好地想一想。

知道你在講什麼

在專業的醫護人員面前，我們很容易感到手足無措，但千萬記得你才是你自己人生的專家。沒人比你更清楚自己的感覺，發病時的症狀。把它們寫下來。想辦法查考一下。雖然醫生不鼓勵患者自我診斷，不過，了解自己很重要，了解那些亂七八糟的情緒是怎麼來的，有助於找出病因，縮小診斷的範圍。

堅持你的立場

你可能很幸運碰到一個好醫生，他相信你，誠心誠意地想要幫助你。但，如果不是這樣呢？那將是最糟糕的狀況。不過，千萬別因為他們的幾句話就打退堂鼓。你生病了，你需要協助。而他們是守門員，決定你能否得到那些協助。千萬別讓他們的偏見成為你恢復健康的阻礙。

千萬別灰心

正所謂「一朝被蛇咬，十年怕草繩」，當我為了心理健康不得不去看醫生時，我還是會感到擔心、害怕，只因我之前的就醫經驗簡直是一場惡夢。別讓這種事發生。如果這個醫生沒效，那就換一個醫生。甚至換一家診所。如果能力許可，也可自費看私人的精神科醫生。上網找看看住家附近有沒有好的治療師——他們沒辦法開診斷書給你，但他們可以給你建議，教你要如何表達，豐富你的詞彙，才能順利獲得正確診斷。

這會是最困難的部分。在被醫生打回票後，我所經歷的痛苦、絕望超可怕的。我覺得自己不受重視，卑微而渺小。為了取得政府的救助，此乃必要之惡，你必須想辦法克服。有一點你一定要記住，**大部分醫生都是發自內心想要幫助你**。你可能會碰到一些固執、難搞、喜歡和人唱反調的醫生，不過，絕大部分的醫護人員都是善良的，他們隨時準備好要幫助你，不管你有什麼問題。

你的診斷並不等於你這個人

把自己想像成在衛生棉條廣告裡看到的那些女人。廣告中的她們溜直排輪、滑雪、游泳，盡情歡笑，肆意嬉鬧，完全讓人感覺不出她們生理期來了。你的診斷也是如此，不該成為你的束縛。

在寫這本書的時候，我跟一位剛拿到醫生執照的朋友聊天。跟她談過之後，我對健保提供的心理衛生照護總算多了點信心。她所受的訓練是全面的——為期至少八週的精神醫學培訓，包括到醫院的精神科照會團隊實習，接手從別科轉介過來的病人，或直接在精神科病房實習。她亦修完了為期四週的兒童和青少年精神醫學課程、八週的精神醫學講座、四週的純女性病房服務。此外，她又多修了一門認知行為治療（cognitive behavioral therapy，簡稱CBT），同系的同學也都可以選修這門課程。

「我們碰到很多憂鬱症、躁鬱症、思覺失調症和人格異常——比如說邊緣型人格或情感性思覺失調症的病人，也碰到很多染上酒癮或藥癮的。」她告訴我。「我覺得最近心理健康普遍受到世人的重視，大家越來越了解它的重要了。」

她的說法引起我的共鳴：如果你的家庭醫生沒有同理心或消極無作為，不管基於什麼理由，不管他是不願意給你時間，不願意聽你講話，或只是不注重心理衛生，你都不需要浪費精神去想是怎麼一回事。換一個醫生，甚至換一家診所，如果有必要的話，重新來過。「記住，你的問題不可能一天就解決，」她說：「復原是一條漫漫長路，而這只是一開始。」

取得診斷的好處

為了診斷，我吃足了苦頭，但這並不代表我覺得它一點用處也沒有——相反地，它的用處可大著呢。我只是害怕自己從此被貼上標籤，再也擺脫不了。不過，就現實面來說，一只診斷書確實能帶給你諸多好處。

首先，它是取得醫療救助的第一步。起先你可能不是很清楚將會獲得甚麼幫助。比方說，你需要服藥嗎？你需要心理治療嗎？你需要被轉介到健保體系下的其他機構嗎？又或者你需要拿著診斷書去看私人治療師或心理工作者？有了診斷，讓這一切變得容易許多；你再也不會被健保拒於門外。許多心理健康服務被一層層官僚體制給綁架了，而家庭醫生開給你的初步診斷——即使後來內容有所改變——可以讓你取得這些服務，如果你沒有轉診單就什麼也沒有。當我汗如雨下，痛哭流涕，快要自殺地出現在西倫敦醫院的心理健康信託中心時，他們想幫助我，卻**無法**提供任何實質的協助，只能讓我坐下來，跟我講話，試圖安撫我的情緒。他們需要家庭醫生開的轉診單，當然，那個時候的我並沒有。

診斷不僅能讓你取得這些服務，還可以讓這個系統發揮最大的功用。躁鬱症的診斷有別於重度焦慮或憂鬱症，而你通往心理衛生照護系統的路途也將大不相同。

診斷也有助於你向其他人說明你的狀況。這點我們後面會再詳述，不過，總而言之，它是讓你身邊的人了解、有概念你正經歷什麼的方便法門。當然，事情往往沒有那麼簡單，有時人們會對某些特定的精神疾病有所「誤解」，在他們的腦海裡，始終存在著根深蒂固、無法扭轉的刻板印象，不過，大多數時候他們並不會如此。

基本上，我個人的經驗都是好的、正面的。當我告訴別人我有躁鬱症時，他們幾乎都能了解我是什麼意思。如果他們不了解，我會用我的經驗或出現在別人身上的症狀，舉例說明給他們聽。

而診斷也可以幫助你了解自己的狀況。即使是現在，從我第一次獲得躁鬱症的診斷已經快兩年了，我仍然在探討、摸索，領悟到某些行為模式如何影響我的生活。通常我都是透過心理治療得到這類的協助。但偶爾也會有那麼神來一筆。舉例來說，一直到兩個月前，我才發現到我的情緒起伏和天氣變化相關。我去採訪一位我很欣賞的音樂家（他也有躁鬱症），當聊到他表現在外的症狀時，他不經意地提起，天氣變暖的時候，他的躁症特別容易發作。儘管已經跟躁鬱症糾纏了十年之久，我卻是在那時候才突然想到自己的精神病發作——躁期與鬱期似乎也有跡可循。藉由討論，我們更加確認了自己的病情，這不是空洞的紙上談兵，而是從生活的實際層面出發，讓我頓時有醍醐灌頂的感覺。我想診斷可以促進這樣的交流——健康，有效，也更實際。

2. 自我照護

在我終於採取行動之前，我的神經衰弱已經持續了三個禮拜。我一直聽到嘟嘟嘟的撥號聲在耳邊繚繞，不管是躺在床上、搭乘地鐵，還是在逛大賣場。有時像是幾乎聽不到的耳語，有時又大到要把其他聲音給蓋過去。它開始影響我說話的速度，干擾我想聽的音樂。當我鬱症發作，日子沉悶、無聊到想一頭撞死時，這舒服的嗡嗡聲確實讓我稍微振作了起來，因為它給人的感覺是如此真實。

當然，這不是我第一次抓狂，更不是我第一次「精神病發作」（我爸媽都會含蓄地說「發神經」）。不過，這可能是我有生以來第一次那麼強烈地意識到，自己真的有病。這就奇了，不是幻聽、自殘，或不斷嘗試自殺讓我了解到自己的情況有多糟；也不是又深又大壓得自己喘不過氣來的心靈空虛，或是兩個禮拜來，除了拚命灌酒，就只吃一小盒壽司過活的恐怖生活型態讓我覺醒過來。讓我醒過來的，竟是我那髒亂到不行的公寓。

地板上堆滿了我好幾個禮拜沒洗的衣服。我總是匆匆給它們噴上香水，這才穿上，出門上班。每一件都是臭烘烘又皺巴巴，還有一股刺鼻到連香水也壓不住的狐臭味。開會時或是在超市買東西的時候，我會不經意聞到那股味兒，這讓我感到丟臉無比，我根本不敢跟任何人目光相對，而我的手會開始不停顫抖。我感到如此羞愧，是因為我明知道這可以避免；只要我洗了澡，這種事就不會發生了。而洗澡不正是這世上最容易的事嗎？別人想都不用想就可以做到。然而，諷刺的是，我越是自責，就越是提不起勁兒去採取行動。我無法想像我的同事或是朋友能夠理解，**為什麼**我沒辦法花十五分鐘的時間洗個澡。我自己也無法理解，不洗澡的結果就是我的生活更加癱瘓。

雪上加霜的是，我喝酒變得毫無節制，我不再隱藏想要喝的欲望；我的地板上堆滿喝剩的空酒瓶：啤酒、紅酒、琴酒、伏特加。我迷上一款廉價的玫瑰紅酒——我不知道自己是怎麼喝下肚的，它是那麼甜、那麼膩。扛酒回家，變成我一整天唯一期待的事。我的屋裡一定得存個一、兩瓶，否則我會感到恐慌。所以，每天傍晚下班回來的路上，我會固定去買個兩瓶，打算一到手就馬上開喝。

日復一日，沒有例外：我將大門朝身後一甩，將包包丟在地板上，二話不說，開始脫衣服，那些衣服就這樣被我留在大門口。然後，我光著身子躺在凌亂不堪的床上，拿起玫瑰紅酒猛灌。我連杯子都省了，用杯子意味著我等一下還得清洗（有一次，有隻蒼蠅死在我擱了好幾天的玻璃杯底，害我不得不把整套杯具扔了）。所以，我直接就著瓶口喝，一直喝到兩個小時後、約九點鐘左右，我喝掛了為止。那感覺就像是大學時乾掉了一整瓶氣泡梨酒，不過，不同的是當時身旁有幾個裹著被單當長袍的年輕男孩，還有隱約的存在性焦慮。

這些酒瓶註定得被打破，在我半夜摸黑起來尿尿或嘔吐的時候。打破就打破了，我從來沒想過要拿拖把拖乾淨什麼的。久而久之，地板變得黏呼呼，有些地方甚至長出了黴斑，沾滿來自我衣服的棉絮。我估計大約有四十支到五十支酒瓶躺在地板上，我把它們藏在床底下或窗台底下。有些裡面甚至還有菸蒂，這畫面實在太經典了，要不是實在是慘不忍睹，還挺有趣的。有一次我傳了一張屋裡的照片給我最要好的朋友看——這個朋友很清楚我的問題，她自己也有一堆問題。不過，連她都被嚇到了。她馬上回覆我說：「哇靠！艾蜜莉。真有你的。」

除了酒瓶，地板上還散落著書。極端諷刺的是，全是有關於心理健康的書，只是我一本也沒讀過。那看起來就像是小成本電影的場景；雪維亞．普拉絲的書，躺在空的伏特加酒瓶和一盒盒香菸旁邊。如果我選對濾鏡，再加上一套好的修圖軟體，說不定我可以把照片上傳到社交軟體 Instagram，從此悲傷女孩的美學意象由我說了算。

此刻，床上盡是大片大片的血跡，彷彿受重傷的人曾在上面躺過。我已經分不清哪些是自殘的血，哪些是我任其流在床單上的經血。這樣做總比去買衛生棉或月經棉條要省事得多；最起碼我不用出門，更不會有機會跟陌生人對到眼。我死都不願意面對這兩種情況。我每天都不斷告訴自己，今晚我一定會把床單給換了。可我並沒有。就這樣，我的床單沾滿了血，到最後我不得不把它們裝在塑膠袋裡，拿到外面的垃圾桶去丟。我不敢丟在社區的垃圾桶，我相信如果我這樣做的話一定會被某人發現，到時我會被抓到警察局，因為犯下凶殺案或施行邪教儀式的嫌疑而遭受調查。

這樣的情況持續了很久，搞到最後我都習以為常了。我不見任何人，選擇在網路上跟人交流，而非面對面接觸，所以我也就無從得知，相較於正常人乾淨整齊的生活，自己的有多混亂。我已經完全放棄，放棄要恢復整潔或振作起來，反正我天生就是個懶鬼。我知道這樣的情形很讓人討厭，我知道這樣一點都不「正常」，但對我來說這就是常態，而我不太在意。就算我在意好了，憂鬱、焦慮、恐懼早壓得我喘不過氣來，我哪還有心思去改變什麼。

話說，這世上並非只有我如此。有一次，我告訴某個朋友自己的生活型態，聽完後，她也跟我說了一個類似的事例。每天早上起床的時候，她總要把髒衣服、沾了土的鞋子、用過沒洗的盤子從臥室地板撈起來，堆到床上去。她一邊做，一邊告訴自己，今天她一定會收拾乾淨。她一定得這麼做，否則她沒辦法睡覺，對吧？然後，她會忘了這件事一整天，直到晚上又把它們推回地板上。就這樣堆上來又推下去，到最後連她自己都煩了，乾脆直接睡在那詭異、骯髒的垃圾堆裡長達三個禮拜。

不管是她還是我，這亂七八糟的生活都反映了當時我們心理徹底崩壞的情況。當然，最主要的原因是因為我們無法正常運作，不過，還有另一個原因，具有更深的心理學意涵。就像人們藉由自殘將痛苦、憤怒、絕望表現在肉體上，我朋友床上堆的衣服，我塞在窗台底下的酒瓶都是有形的象徵，反映了我們有多沮喪，我們有多麼看輕自己。

就在聖誕節前的某個夜晚，出現了轉機。那天我一時興起，把跟我約會的對象帶回了公寓。我有點醉了（不意外），以為公寓只是有點髒亂，並不是非常髒亂。一直到我們開門走了進去，我才發現真實的景象有多嚇人。透過他那雙正常人的眼睛，而不是我這個瘋子的，我終於看清了一切。我突然了解到我並不如自己想像的ＯＫ，我一直在自欺欺人。

驚慌失措之餘，我請他在客廳稍坐一下，獨自進到了臥室。我記得我好像用了「我去洗把臉」這樣的遁辭？其實我是趕去把地板上的衣物撿起來，塞進衣櫃裡，拉上窗簾，好讓窗台底下的酗酒慘況不會被發現。隔天早上，他好心地把窗簾拉開，想說要讓陽光透進來。就在下一秒，不可置信的表情閃過他的臉龐。我以為當他看到灑了一地的酒精以及被我藏起來的髒衣服時，會拂袖而去。沒想到，他竟然趁我呆坐在一旁的時候，幫我把那些空瓶子給收拾了。當時的我恨不得有個地洞可以鑽進去，或者痛快一點，直接讓我變成另一個人。

雖然這次的約會並不怎樣，但它點醒我的方式卻非常重要。它讓我了解到自己有多麼不正常，多麼功能不彰——當我說功能不彰時，我指的是連最基本的行為能力都沒有，我連身而為人要活下去得做的事情都做不了，更遑論讓自己快樂。我不能說這個意外「治癒」了我，或是讓我有了一百八十度的轉變，但確實刺激到我，讓我想要重整自己的生活。我不想再因自己或自己的生活方式而感到羞愧。我希望能邀請朋友或情人到家裡坐，而不需要花上兩天的時間把我那些骯髒的碗盤藏起來。在外工作了一整天，累得像狗一樣回到家時，我希望能躺在乾淨芳香的床上，而不是跟空酒瓶或血跡斑斑的床單睡在一起。我多麼希望能有乾淨的衣服穿。

情況終於改善了。我的洗衣籃空了，我把垃圾丟了，把地板吸了也拖了。對我而言，開始整理公寓是個訊號，這告訴我鬱期即將過去，我又可以重新振作起來，或至少可以**應付生活**。不過，我也知道，有一天，我會發現自己又蓬頭垢面、精疲力盡，躺在垃圾堆裡。我很確定這種事一定會再發生。

這次的經驗讓我深刻體會到，一旦談到憂鬱症，理論與實務之間的落差有多大。「depression」（憂鬱）這個詞所代表的意義遠大於書上所寫。它是一種比「悲傷」更無力的感覺，也許用「melancholy」（陰鬱、抑鬱寡歡）會比較貼切。威廉・史岱隆[9]形容「就像隻蛞蝓般，已經無害地進入英語這個語言許多年，並未留下太多本質上惡毒涵義的痕跡。不過，由於這個詞的平淡無奇，使得大家對於這種疾病失控時的可怕強度無從理解」。這話是真的，不管就病人的精神與肉體而言，都是如此；然而，有關憂鬱症的討論，往往和日復一日與病共存的現實層面脫鉤。

正如我前面所舉的親身實例，你看到了，憂鬱症還真他馬的**叫人噁心**。你經常聽說有人沒辦法下床，失蹤了好一陣子，把房間搞得像垃圾堆，對我而言，這些都只是好聽、含蓄的說法，為的是讓憂鬱症患者的真實生活能為世人所接受。憂鬱症經常被認為是懶惰病，最大的特徵就是缺乏行動力，整體來說確實如此。但缺乏行動力並不能讓你就此生活在真空狀態；而只會讓你聞起來像住在垃圾桶裡，讓你的公寓看起來像是翠西．艾敏[10]從九〇年代初期放到現在的一坨屎。

我還有很多例子可舉。好幾次，我廚房的水槽長滿各式各樣的黴菌，我蹲在旁邊直接用起士刨絲器代替湯匙挖沒有煮熟的義大利麵來吃，因為我找不到任何可用的餐具，因為我根本等不及那五分鐘把晚餐確實加熱。我已經好幾天沒洗澡——不管是性行為後或生理期中，可我還是得去上班。在我最沮喪、心情最低落的時候，用過的衛生棉條塞在我房間地板吃剩的土耳其烤肉夾餅裡面，整整擺了三天，一直到我勉強擠出力氣（或受不了）把它倆一起丟進垃圾桶為止。可要把垃圾袋拿出去還是花了我一些時間，它趾高氣昂地看著我，彷彿在嘲笑我的無能。兩天之後，我把完好無缺的刀叉、盤子打包在一塊兒，全扔了，因為這樣做總好過要去清洗。終於，我堅信自己再也不會清洗任何東西了。我讓步，買了免洗餐具來用。

9 威廉．史岱隆（William Styron, 1925-2006），美國作家，知名作品有《蘇菲的抉擇》、《奈特杜納的告白》，曾獲得美國國家書卷獎與普立茲獎。

10 翠西．艾敏（Tracey Emin），英國藝術家。代表作品為《我的床》，源於作者失戀後痛苦臥床的經歷。作者將那張床與其餘散落的物品如床單、酒瓶、煙蒂與內褲等物品置於泰特美術館展出。並於一九九九年入圍英國當代藝術大獎透納獎，二〇〇〇年以十五萬英鎊售出。

不斷有人向我報告類似的情形：一連數週，躺在血跡斑斑的床鋪上，穿著滿是汙垢的髒衣服，尿在自己房間的花瓶、大碗或茶杯裡，就只是因為不想走去上廁所。有個朋友哭訴著說，她發病的時候，還擁著沾滿嘔吐物的被子整整睡了四天呢。黴菌沿著房間的牆，爬上了他們的枕頭。他們跟空酒瓶、吃剩的披薩、髒衣服睡在一起。有一次，某個朋友擱在一旁的垃圾袋不知怎麼破了，垃圾撒了出來，髒水、餿水流了滿地，到最後他們不得不一點一滴，小心擦拭，才去除那臭味。

當我躁症發作時，通常也會引發同樣混亂的結果，不過呢，說到底，沒時間打掃才是主要的問題。如果你連續兩個禮拜徹夜狂歡，每三天才回家一次，每次回家都會吞下一堆藥，你根本不可能去執行你的打掃衛生輪值表。你連好好吃頓飯的時間都沒有了，更別提要你集中精神超過三十五秒以上。也許你跟我不同，你屬於躁症發作時會把自己打理得特別乾淨的那種。可偏不巧，我的狂躁會讓我的家變得跟我憂鬱時一樣，壓根就無法住人。這對我而言是個很大的困擾，有時我甚至覺得自己的一生是一齣永遠演不完的行動藝術劇，意在宣導環境衛生的重要性。

更誇張、更嚴重的例子都有，但若說這就是我的正常生活，或這就是精神疾病者的正常生活，那也未免太矯情、太以偏概全了。失去因應能力可能是更低調、更隱性，不那麼戲劇化。有些憂鬱症患者依然可以正常運作——去工作，去上學，做研究，在眾人面前維持開朗的形象。只是偶爾他們會偷偷自殘，一回到家就馬上躺在床上，突然不理人，獨坐在黑暗中，覺得萬念俱灰、無比沮喪。他們沒辦法像平常一樣寫作，沒辦法集中精神工作，他們不慎染上了酒癮或藥癮，變得不敢搭乘大眾交通工具……又或者他們只是覺得一**整天**心情糟透了。絕望不一定都是驚天動地；它可能是安靜又陰鬱。通常這種時候，照顧好自己似乎不太可能，而這正是基礎自我照護技巧派上用場的時候。

自我照護

自我照護的範圍很大，很難加以定義，不過，因為這對愉悅生活是如此基礎且必要，所以通常都會獨自區隔開來，以便條列並照表操課。雖說我們已經知道，憂鬱會讓人連最基本的活下去都做不到。

何謂自我照護？

舉凡能夠讓你覺得舒服或稍微好一點（不管就心理或生理層面而言）的方法，都叫做自我照護。聽起來很簡單，也很容易明瞭，但效果好不好？有沒有用？都因人而異。從完成「簡易」的任務，比如說洗個澡，到參與較複雜的活動，比如說培養興趣或擔任志工等都是。我喜歡把自我照護想像成拯救自己、重新找到快樂，進而能像正常人一般生活的手段或方法。只要你做了，基本上，它是不會讓你失望的。

近年來，出現了許多關於自我照護的線上論壇，而其中最棒的莫過於心理健康行動（mental health activism）。它讓心理健康出現問題的人有一個能表達自己的平台；讓我們這些覺得隨時隨地愛自己很困難的人，能得到社群支持；並在我們試圖照顧好自己時，給予鼓勵和協助。你可以在上面找到從別處剪貼收集而來的資訊、有用的量表、連結到心靈放鬆音樂加自製面膜配方的部落格，還有寫滿勵志話語的圖片。這個網站非常好用。偶爾，當我覺得有點沮喪，但不是驚天動地的跌落谷底時，不管我有沒有真的去執行，光把這些建議讀一遍就能讓我覺得稍微好一點。它們為我的人生帶來一線希望，讓我覺得我可以做到，我將恢復正常的生活。

儘管如此，這類論壇還是有無法顧及的地方。當你因為精神疾病而完全喪失行動力時要怎麼辦？它們往往忽略了這個部分。當你在網路上搜尋自我照護時，一些基本的資訊：如何保持乾淨、照顧自己、不去自殺等，會紛紛跳出來。如果那些內容是針對並由患有精神疾病的人所寫，自然能反映現實，接近現況，但令人驚訝的是，最常口耳相傳的資訊竟是由完全沒病的人所寫：比方說做做瑜珈啦，吃點有營養的，讀篇勵志文章或背誦座右銘，為別人付出等等。可你知道嗎？他們說的都對。運動很棒，好好吃飯，當一個勤奮、積極、努力工作的人更是不在話下。這些都是金玉良言，對維持身心的健康而言都是絕佳的方法。不過，當你真的覺得很低潮，它們全都沒用，你壓根就做不到，因為精神疾病已經讓你喪失了所有行為能力。你住在垃圾堆裡，你已經有好幾天沒出門了。你每天只吃一餐，培根味玉米片配不冰的啤酒。你幾乎沒辦法下床，堆了三個禮拜的衣服也沒辦法洗，更別提他馬的、見鬼的出去跑步了。也許等你情況穩定，感覺OK時，可以訓練自己跑個十公里什麼的，又或者徹底改變飲食習慣，弄出一道需要十五種配料的菜。但當你嚴重抑鬱，你是做不了這些的。就算這樣，也**沒有關係**。只是，當你感到快要無法正常運作時，你需要一些技巧來幫助你自己。

自我照護的急救方：十五個讓你振作起來的方法

你感覺自己一團糟。你現在的狀況真的很不好。所以，你要怎麼辦呢？以下便是最基本的自我照護方法，旨在照護身體的感覺與生命的安全。執行起來非常簡單，卻很重要。話說，只要能讓你覺得好一點（或至少沒那麼糟）的方法都很重要，而且，最要緊的是，它們肯定有效。

• 拉開窗簾

每次這樣做，都會讓我忍不住想像蛇一樣，對著太陽發出嘶嘶的恫嚇聲，不過，過一會兒就好了，我感覺自己比較像個人了。進階版，如果你的窗台非常凌亂，趁這個機會收拾一下；進進階版，不妨把窗戶也打開。

• 呼吸新鮮空氣

能到戶外是最理想的狀態，即使只有五到十分鐘都不嫌少。不過，如果你做不到，那也沒有關係，只需把窗戶打開就好。呼吸新鮮空氣會讓你覺得舒服一點，它還有另外一個好處，就是讓你的家、你的臥室變得比較好聞或清新一點。

有辦法真的走出去當然最好，就算你的裝扮（套頭毛衣配睡褲，加上外套和圍巾）非常詭異、引人側目也沒有關係。不行的話，就坐在窗戶旁，做幾個深呼吸吧，想像再過不久你的房間聞起來就不那麼像垃圾場了，為自己歡呼一下。

• 淋浴或泡澡

一堆自我照護的指南告訴你，當你在淋浴或泡澡的時候，可以順便冥想一下。去感受水打在皮膚上的觸感；用心嗅取肥皂的香味。這樣做會讓人放鬆，但對我而言，最大的愉悅來自於我終於可以不用像垃圾一樣臭的事實上。

如果可以，洗個泡泡浴，用好一點的沐浴乳。你大可不計成本，把你喜歡的都買回來，那肯定很爽，但便宜也是有好貨的。LUSH便是我的愛牌；我浴室的籃子裡隨時擺放著他們家的沐浴球和泡泡浴錠，方便緊急時取用。它們非常好聞，洗完後皮膚還會滑滑的。你可以泡上一、兩個小時，泡到皮膚發皺，或是邊泡邊用筆電看沒有營養的電視節目。至少，能幫你撐過難挨的一個小時；說不定被溫暖的熱水包覆時，你甚至會產生前所未有的愉悅感呢。

• 洗臉

不需太費事——就普通肥皂、洗面乳和熱水就行。再次強調，如果你有能力購買奢侈品的話當然很好，但終究只是要把臉上的髒汙洗掉而已。

如果你習慣化妝，卻在鬱症發作時沒辦法卸妝，建議你一定要這樣做。你會看起來比較清爽，即使你本人並無自覺。

• 把衣服穿上

我習慣裸睡，所以這句話對我而言，真的就是字面上的意思。但如果你的居家打扮一向是睡衣，不必覺得你一定要穿得多正式。只需把「睡覺穿的睡衣」改成「稍微乾淨一點的居家服」即可，或是換上一件舊T恤也行。總之把衣服換了。我也不知道這樣做為什麼有用，但真的有用。好幾個獨居的人在我寫這本書的時候跟我交換過意見，他們告訴我，鬱症發作時他們每天會強迫自己換衣服，所以真的有效。

如果你預先幫自己買來一堆便宜卻非常舒適的睡衣（花個五英鎊到鬧區的商店就可買到），效果會更好。所以，不妨一次採購個三、四套，這意味著你隨時都有柔軟舒適的衣服穿。朋友覺得很沮喪的時候，我喜歡送他們睡衣：乾淨、柔軟、寬鬆的衣物可以讓身體的不適、痛苦變得比較容易忍受。

• 喝一杯水

耐人尋味的事實：據說脫水的許多症狀都跟焦慮或憂鬱症發作時很像。你可能已經經歷頭昏眼花、天旋地轉、全身無力、心跳加速的情形，這些都會讓暈眩加重或引發暈眩本身。喝一些水吧！雖然，它不會讓你就此脫離地獄，但至少它可以減輕一些服藥的副作用。多喝水有數不盡的好處，它可以抵銷憂鬱症發作時的身體不適。我還發現多喝水是讓皮膚變好的關鍵。是啦，過了二十五歲你還是會長斑——我臉上也有斑，但至少它讓我覺得自己沒那麼骯髒醜陋，像一坨爛泥。附帶說明，多喝水意味著會多上廁所，所以，即使你一整天都躺在床上，為了上廁所，你還是不得不爬起來一下。棒透了！對吧？

‧伸展

這件事最棒的地方在於你不需要起床就可以做，是說如果你沒辦法起床或不想起床。有很多瑜珈的伸展動作可以讓你躺在床上／穿著睡衣進行，試著上網去找一下。對我而言，把身體整個撐開來——包括手腳——有助於讓我清醒一點，變得比較有活力，同時也提醒了我：現在攤在這裡的一團肥肉，我這無用的身體，還有辦法挪動，還能感覺到自由和喜悅。

• 列一張待辦事項清單

清單的內容不需太複雜，也不需太具挑戰性。只要想成比例行公事清單再難一點就可以了。想想生活中有那些事是需要優先處理——比如說，幾點鐘之前起床，洗個澡，換上乾淨的衣服——把這些事寫進你的清單裡。即便你完成的事非常少，也非常簡單，完成後把它們劃掉，會讓你覺得自己有生產力又積極。把微不足道、看似不重要的小事放進待辦事項清單，是我為我的心理健康做的最棒的一件事；也許我沒辦法出去跑步，但我總能回個信吧？耶，我又完成一件事了；我覺得自己總算比較像個有行為能力的人了。

別擔心你把標準訂的太低，也**別擔心如果你沒辦法做到要怎麼辦**。這個表隨時可以修正，也沒有時間限制，所以，就算你只完成一項或沒有半項，都不需要恐慌。列出一張表本身就是項成就了，畢竟你已經完成了一件事，對吧？

• 整理眼前的環境

「房子收拾乾淨，心靈自然整齊乾淨。」（tidy house, tidy mind）我最討厭聽人說這句，因為它一再提醒我，我是多麼混亂的一個人。即便如此，我不得不同意這句話確實有些道理。

當我試著整理一下環境時，呃，我不是指把抽屜、衣櫃裡的東西全部翻出來整理了，也不是指洗洗刷刷好幾個小時，我指的是稍微清理一下床頭櫃，把窗台上的東西拿走，把塞在床底下的衣物撈出來，把躺在地板上的衣服掛兩、三件起來，把垃圾拿出去倒。就算你只是整理一下垃圾，比方說，把它們集中成一堆，你都算做了一件了不起的事。你正在為未來的你（如你所知，到時他肯定沒那麼沮喪）鋪路，讓日後整理起來會比較容易。

在我把囤積的五十支酒瓶丟了五、六支後，我覺得自己的神智似乎清醒了一些，即使這樣做，僅是巨大工程的一小步驟。這讓我了解到打掃的任務，乃至於憂鬱這個障礙，是可以克服的。我的家還是一團糟，但至少有了些許改善。這樣做真的有效，雖不致令我士氣大振，從此改頭換面，卻帶給了我一線希望。

• 裝滿一袋垃圾

只要超市購物袋大小的袋子就行了。把地板上堆著、包包底下壓著的丟進去，或是清一下冰箱，把臭掉腐爛的食物放進去。你的抽屜是不是有些東西幾百年都不會用到？

丟掉。放在皮夾或大衣口袋裡的收據？丟掉。先丟一些不重要的小東西；又或者，如果可以，試著丟一些大一點的，總之，裝滿一個垃圾袋就對了。

• 聞一些好聞的東西

香水、身體乳液、薰香、芳香精油、大蒜麵包……都可以。嗅覺是人最基本的感官之一，香氣不僅會影響我們的心情，對舒緩解離症或焦慮症亦十分有效。比方說，如果你剛好恐慌症發作，一股熟悉鎮靜的味道可以把你拉回現實，讓你比較有辦法處理眼前的狀況。

當然，味道的喜好因人而異，不過，有些精油像薰衣草（也許聞起來像你阿嬤，卻具有超級鎮靜的功效）、胡椒薄荷（能提振精神）、柑橘（亦能安撫你的情緒），都很不錯。我有一只薰香燈，專門在情緒低落時使用，此外，我還有一堆香氛蠟燭，讓我在憂鬱症發作時（如果我還有餘力點著）不至如行屍走肉般活著。它們也很好看，特別是當你躺在黑暗中時，還提供了附加的視覺效果（不過，拜託千萬別睡著，把房子給燒了）。

• 吃點東西

當你真的很沮喪，很容易進入不吃不喝模式。我憂鬱症發作時，通常都不吃東西，因為吃東西意味著要花力氣還有花錢，偏偏我最缺的就是這兩樣東西。我要嘛就是把自己灌醉了直接去睡覺，要嘛就是叫很難吃的外賣。

要吃得健康、吃得營養，這道理大家都知道——好好吃飯確實會帶給你的身心截然不同的感受。不過，隨便啦。如果你沮喪得不得了，想要點個三十磅的昂貴披薩獨自在床上享用的話，就去吧。要讓你起床，弄一道需要十六種配料的大菜，恐怕比登天還難，因此，只要確定你真的**有**吃東西就好（附帶一提，一片鋪了洋菇的披薩肯定是你一天五蔬果的聰明選擇之一）。

• 動一動

給憂鬱症患者的生活指南和建議總會提到運動。運動很棒，但前提是你處於穩定的狀況下。當你心情非常低落時，叫你把頭抬起來看向窗外都有困難了，更別說運動了。做些簡單的：走到巷口再走回來，試著爬幾階樓梯，做十個開合跳後再躺下來休息——這些簡單的動作會讓你覺得比較有活力，但千萬別挑胸口碎大石的不可能任務。

你甚至可以躺在床上把手腳擺一擺、動一動，或是下床繞著房間走上兩圈。你會發現一旦你開始動，你就想繼續動下去；它確實可以拯救你脫離無力的泥沼深淵；它是第一步，也是最困難的一步。往好處想，如果你起床、動一動得越是痛苦，那便代表著再躺回去時越是舒服。

• 找人聊一聊

當我很沮喪時，找人聊一聊是我最常用的方法。不需要深入討論你的心理狀況，可以只是和朋友、家人或網友打屁、閒話家常。推特、Reddit 論壇等社群網站都很好用，沒有人規定一定要講什麼，你可以只是打個招呼「哈囉～」，也可以聊肥皂劇、性愛或鷹嘴豆泥。網路上有各式各樣的論壇，花幾個小時談談自己感興趣的事，確實可以讓你從低落的情緒中抽離。

如果有人願意來看你，或你有力氣去找他們，那會更好；與人面對面接觸確實有效。不行的話也沒有關係，打個電話或透過有趣的通訊軟體聊天也能達到差不多的效果。

• 做些呼吸練習

聽起來像是廢話，但呼吸練習確實能讓你平靜下來，較有餘裕去面對一天剩下的時光。對焦慮或恐慌而言，更有絕佳的療效。最經典的呼吸法：從鼻子深吸一口氣，從嘴巴慢慢吐氣，同時在心裡默數到五，對我一向有效，當然，還有很多不同的呼吸練習。你可在網路搜尋放鬆的呼吸練習（breathing exercises for anxiety）或正念呼吸法（mindfulness breathing exercise），包管有一大堆結果跳出來，你可以每種都試一下，看哪種對你最為有效。

話說回來，如果它們對你沒啥幫助，也不需要擔心。我有好幾個朋友信誓旦旦地說就算再有效的呼吸法碰到他們也同樣沒轍。不過，過去我確實因此獲得許多幫助，所以這方法值得一試。我在這本書的後面列了些呼吸法，你可以參考看看（詳見頁二六四）。

以上所說的訣竅並不保證一定會「好起來」（不管你對「好起來」的定義是什麼），但至少能讓你跨出第一步。想一想，還有什麼可以放進你的清單裡？用漂亮的筆記本把這些事記下來，亦能暫時分散你的注意力。做些不一樣的嘗試，照顧好你自己。

有件事**超級**、**無比**重要，那就是你不是永遠都有辦法完成你想做，或計劃要做的小事。如果你就是沒辦法洗澡或穿衣，那不是你的錯。待會兒再試就好，也可以明天再試。記住，對你自己有耐心一點、好一點。

試著褒獎自己。對我而言，這是自我照護之所以有效的基本法門。我不是要你一有辦法下床便大肆慶祝什麼的，但我們很容易忽略一些小小成就，以為那不算什麼：反正洗澡或洗碗這種小事「正常人都會做」；並在做不到的時候自責：我真是太遜了，竟然連這點小事都做不到。說真的，憂鬱真他馬的**難受**。你不只情緒很糟，你的身體也飽受折磨。它會一點一滴地耗損你的意志力。它使你肌肉痠痛，打亂你的作息，讓你呆滯遲緩有如殭屍，連最基本的與人進行簡單的對話都做不到。所以，即使「最終」你做到的只有打開窗簾一項也無妨。記住你已經完成某件事，就順其自然吧！

進一步的自我照護

你看啊，你已經洗了澡、換好衣服，甚至開始做一些簡單的運動。你不再陷入絕望的深淵，你覺得已經有辦法打理自己的生活。但那些情緒垃圾要怎麼辦呢？你要怎樣才能保住這樣平和穩定的狀態呢？

你可能已經猜到了答案，是的，答案就是……更多的自我照護。你需要確實可行的方案幫你度過這過渡期，而非空談「愛自己」並妄想一切都會好轉（當然，樂觀的心態很重要，但你總要有所本才能一直那麼樂觀吧）。

接下來講的都與保持穩定有關，不再只是最基本的活下去或想辦法下床了。有一點很重要，你必須謹記在心：下面這張表的挑戰性要高多了；需要更多的毅力，甚至有一些無聊。基本上，逐漸康復的過程，本來就超、超、超無聊的。

• 自己做一些功課

如果你獲得了診斷，那能幫助你確實了解自己的病情。市面上多的是關於精神疾病的書籍，從回憶錄、傳記到醫學教科書、勵志書等，更有數不清的部落格。閱讀這些有雙重好處：當你因為生病面對排山倒海而來的孤寂時，這讓你覺得自己沒那麼孤單，同時也讓你學著去理解自己以及自己的情緒。畢竟這關係到你的心理健康，當然是知道得越多越好。

做功課也有助於發展出你個人的因應之策。你會接觸到一堆技巧，分別來自不同的學派，也會在部落格或書本裡看到作者提供的獨門秘方，告訴你如何恢復健康或維持良好狀態。你大可仔細挑選一番，把看似對你有幫助的方法留下來，統一整理在筆記本、日誌或網路日記裡。

• 寫心情日記

心情日記乃認知行為療法裡非常重要的一環，廣泛運用在精神疾病的治療。它的用處很多：不只讓你比較瞭解自己為何會如此反應、思考和行動，還讓你注意到一些特定的跡象，提醒你當它們出現時可能是鬱症或躁症要發作了。

寫心情日記非常簡單：你只要花一點時間把你的感覺記錄下來就好，當然，你可以加一些小細節，比如說，睡得好不好，睡多久？消耗了多少酒、多少藥？以及一整天都吃了什麼。幫你的心情打分數，視情況給一到十分不等。舉例來說，如果你是躁鬱症患者，鬱卒到想一頭撞死時給一分，超嗨、超興奮時給十分；又如果你是焦慮症患者，那心情平靜時給一分，恐慌發作時給十分。至於單純的憂鬱，想自殺時一樣給一分，但感到開心、祥和時就要給十分了。

在書後附上了心情日記的寫作範本，要不你也可以上網搜尋「心情日記」，自己印一篇下來。我習慣在我的Google雲端硬碟上放置一個空白表格，這樣我隨時都可以上網記錄我的心情，不管我是在工作中或身邊僅有手機。當然還有很多線上軟體和手機應用程式可以協助你追蹤自己的心情，又或者如果你比較喜歡摸得到的紙本，一本有質感的舊式筆記本也能發揮同樣的功效。

• 寫一張「緊急狀況」應變清單

你現在還好吧？是的。但你會永遠都那麼好嗎？恐怕未必。所以，你必須事先做好準備。你復發的危險訊號是什麼？把它們寫下來（這時心情日記便能派上用場）。當你開始注意到這些訊號時，你要打電話給誰？把這些人的名字和電話號碼也寫下來。寫好後，把這張單子複製一份交給另外一個人——可能是你的伴侶、你的朋友或你的家人，告訴他們當你需要協助的時候應該怎麼做。

跟某個完全信任的人分享你的心情日記（或至少透露個大概給他知道），也有不錯的效果。你可能不想把自己的心事一五一十地剖析給他人聽——畢竟這很私密，但讓他們隨時掌握你的精神狀況確實有所幫助。比方說，你即將進入躁期，某人注意到了，就能事先防範並阻止脫序行為發生（像沒收你的信用卡，或確保你一個禮拜有幾天晚上會待在家）。當然，這樣做的前提是你們雙方必須溝通好，取得共識，如此一來，接受託付的人知道他們的權限在哪裡，而你也不會被迫去做你不想做或損害你健康的事。

• 好好吃飯

這點真的很沒創意，卻對朝健康的生活邁進大有助益。精神健康基金會（Mental Health Foundation，簡稱MHF）建議，多吃全穀物以及含鋅（肉類、乳製品）、omega-3不飽和脂肪酸（例如魚）的食物都可以讓你的心情好起來，每天攝取新鮮的水果也具同樣功效。堅果、蔬菜、豆類除了可以填飽肚子，還可以讓你不會覺得那麼累，低糖飲食有助於控制情緒起伏過大，以及因高血糖所引起的虛弱倦怠。如果你怕飲食不夠均衡，可額外攝取一些維他命（我會吃鐵、維他命C還有維他命D），不過，一定要事先跟你的醫師或營養師商量，不要自行購買綜合維他命來吃。

減少酒精和咖啡因的攝取量是養成健康飲食習慣的第一步，因為這兩者都會加重（甚至引發）憂鬱和焦慮的病情。咖啡因對我尤其重要，當我試圖戒掉時，簡直比殺了我還要難受。每天早上我坐公車去上班之前要喝一杯，一到辦公室時又喝一杯，除此之外，我一整天茶沒停過，有時還搭配更多的咖啡、健怡可樂和能量飲料。明明我已經開始運動，也吃得比較營養了，身體卻還是這麼不舒服——睡著時盜汗，睡醒時昏昏沉沉，感覺自己快要死掉。然而，一旦我把咖啡因戒了，情況也就改善了。我是頭疼了幾天沒錯，但也僅只如此。一直以來，咖啡因對我的心理及身體健康造成了莫大的傷害。

至於**好好**吃飯，不光是字面講的吃好一點，還有定時定量的意思。三餐要按時吃，不要省略任何一餐。如果今天有一餐勢必會耽誤到，應事先做好準備。試著多吃蔬菜、水果，喝足夠的水（一樣，現在有很多手機應用程式可以幫助你監控每日水份的攝取量，而且每隔一段時間就會發訊息到你的手機，提醒你要補充水份）。以上講的這些方法並不能**保證**你就此遠離病魔，但至少能讓你的身體舒服一點，讓你的情緒平穩一些，遇到問題時也比較有能力去應對。

當然啦，任何時候你要想吃洋芋片，還是可以吃的。

- **做運動**

沒錯，這是對精神疾病一無所知的人最常給**病人**的一句忠告，聽得我耳朵都要長繭了，所以，我極不願在此推薦。運動不會治好你，也不會讓你永不**發病**。不過，仍然不失為一個有效的應對機制，而且我們已經知道，運動時大腦會釋出一些很棒的神經傳導物質，有益於心理健康。所以，也不全然是廢話啦。

不要勉強自己去做任何你不喜歡的事。不要覺得你必須每天上健身房或跑個十公里什麼的。只要做你覺得足夠（甚至少一點）剛剛好的運動就好。在英國有很多不歧視胖子、對酷兒友善的健身房和特訓班。在YouTube上也有很多健身頻道，教人如何提升體適能，卻沒有一堆惡意、充滿沙文主義觀點的廢話，告訴你說男人或女人一定要長成什麼樣。這種家教式的指導很適合展開你的運動之路，因為你可以在家裡做，慢慢摸索出哪些方法比較適合。我也知道上健身房這檔子事談何容易，只要去到那邊我也就好了（儘管有點笨手笨腳），但在那之前的起床、換上運動服、走路到健身房，對我而言簡直比登天還難。這一點，在家鍛鍊就勝出太多了，因為你不需要離開你家。

但是！但是！有一點一定要注意，那就是，運動**不是**所有心理問題的萬靈丹，對某些人來說，甚至有害。比如說，強迫自己一定要做到多少，或是運動過度，把自己累個半死，只因你對自己的身體不滿意，或你剛好躁症發作。我曾經在躁症最嚴重的時候，連續兩個月每天固定上健身房兩次，卻幾乎什麼都沒吃。我對我完成多少鍛鍊、消耗了多少卡路里，變得異常執著。表面上，我似乎做了對健康有益的事——吃蔬菜！跑步！卻在無意間反其道而行。

喔，對了，下次如果有人告訴你瑜珈能治好你的憂鬱，你大可叫他閉嘴。我支持你。

• 克服你的睡眠障礙

精神疾病通常會伴隨著睡眠障礙：你不是睡得太多就是睡得太少，有時更會因咖啡因中毒或精神不濟而擺盪在兩者之間。睡眠品質一旦提升（基本上，這意味著養成良好的睡眠習慣），你的心理健康將有大幅改善，這值得你好好研究。

以下便是一些建議，我和許多朋友都曾經受益。

- ✓除了做愛和睡覺外，不要在床上做任何事。
- ✓再多做些運動——這點真的有效。
- ✓減少你的咖啡因攝取量，尤其睡前，千萬別喝咖啡。我嘗試中午過後就不再碰咖啡因，但睡前四個小時應該比較合理也比較容易達成。
- ✓盡量——我是說盡量每天早上在固定的時間起床，養成習慣。就算再累、再想睡，都不要打破這個習慣。但天曉得，要做到真的非常困難，尤其當你在家工作或是個學生，所以，也不需要太勉強，盡力就好。
- ✓白天不要午睡（這點我覺得可以跟第一點相呼應——除了「炒飯」和晚上睡覺外，沒事千萬別靠近床）。

- 寫睡眠日記。記下你何時上床、何時真正睡著；加一點細節，比如說今天攝取了多少酒精、多少咖啡因，做了多少運動。這執行起來可能非一朝一夕，但久而久之能提供你一些線索，讓你知道什麼可以幫助或阻礙你的睡眠。
- 把你的房間布置成一個美好、舒適、溫馨的地方。像我會擺上畫作、書籍還有彩色燈飾，比起從前滿屋子的空酒瓶和沒拆封的信，現在的房間讓我覺得睡覺真是愉快。當我回到家走進臥室，迎接我的是寧靜與放鬆，讓人**想要**待在裡面的空間，這對我的睡眠確實有莫大的幫助。
- 睡前擬好待辦事項清單。這好像顯得有些費事，但真的有效。我已經數不清有多少個夜晚我躺在床上翻來覆去睡不著，只為了想明天還有哪些事情要做。把你要做的事寫下來——即使只是個很小的自我照護行動：起床、穿衣服、洗臉之類的。寫下來，可以讓你要上床睡覺之前，腦袋不會那麼混亂。

有一點很重要，那就是上面講的這些讓睡眠品質變好的小訣竅，並不是一定有效。我有幾個朋友很認真地嘗試了所有技巧和方法，卻發現自己還是睡不著。如果真是如此，你可能需要去找你的家庭醫生談談，因為只有他們能開給你安眠藥。

• 接受治療

本書稍後有一整個章節會聊到治療，但我覺得還是有必要在這裡提一下。治療不一定有用；不是每次的治療都能令人滿意。但是，對多數人來說，這是保持狀況穩定、正常很重要的一個管道，特別是在你有一些事情必須、想要完成的時候。它提供你一個安全寧靜的空間，讓你聊一聊現在的感受，協助找出你的發病警訊和觸發物，並讓你暫時逃離你（也許充滿壓力）的人生。

• 加入互助團體

我的某些朋友會這麼做，而且發現效果很好。重點（用膝蓋想也知道）在於找到一群能同理的人，你不用開口說話，他們就知道你正經歷什麼。這群新的人脈網絡會給你強而有力的支持，提供你各式各樣的獨門秘方——當然，這些都是他們用過覺得有效的。你不妨加入某個你曾接觸的互助團體，並且視為邁向更深入醫療體驗的第一步。

在英國有因應不同心理健康狀況而設的互助團體，也有針對年輕人、女性、跨性別者所設的互助團體，因此，你肯定能找到讓你感到安全，能暢所欲言個人經驗的地方。

● 設定目標

你為你的心理健康設定的短期目標、長期目標，各是什麼？你希望能達到什麼？你的短期目標可能是「一個禮拜至少洗澡四次」或「在凌晨一點鐘前上床睡覺」。把目標個別獨立出來，拆解成幾個步驟。然後，按部就班、有條不紊，一項一項完成。不要擔心你有可能必須重來個好幾次。只要運用SMART原則來設定目標，不管工程看起來再怎麼浩大，都能完成。

SMART目標

心理學家經常談到「SMART目標」。這裡的SMART是由Specific(具體）、Measurable（可衡量）、Achievable（可達成）、Relevant（相關性）和Time-bound（時間明確）等五個字組合而成。按照S、M、A、R、T原則去設定目標，成功的機率會比較大。通常，這個方法多應用在管理大的目標上，比如說取得學位或獲得晉升之類，但其實不管是最簡單還是最困難的自我照護，都能派上用場。當我覺得很糟，只願做一些不怎麼費力的小事時，我都會嘗試。以下我將舉洗澡當例子，告訴你如何設定SMART目標。說起洗澡，那恐怕是我狀況不好時最難做到的事了。

每設定一個目標前，不妨先問自己這六個問題。這些問題都是以「W」開頭，還挺好記的：

- **Who**（跟**誰**有關）？這裡說的是自我照護，當然只跟自己有關。那就簡單了。
- **What**（我想要完成**什麼**）？脫衣服，走進浴室，淋浴，重新穿上衣服。
- **Where**（在**哪裡**進行）？當然在浴室囉。
- **When**（我打算**何時**完成）？中午十二點以前？還是今天結束之前？什麼時候都無所謂，你開心就好，重點是訂出明確的時間。
- **Which**（我需要**何種**協助、會遇到**何種**障礙）？你需要你自己、一條毛巾、蓮蓬頭，還有意志力。障礙可能是你不想動或不想下床。
- **Why**（我**為什麼**要做）？為了身體的乾淨清爽，氣味清香，並讓自己感覺稍微舒服一點。

把想要完成的事像這樣拆解開來，甚至拆解成更小的步驟（1.坐起來 2.離開床 3.脫衣服……），可以讓你執行起來不那麼費力。你已經設定好你要努力的目標；也清楚每個步驟必須耗費的力氣。如此一來，你的自我照護便有了清楚的架構，也可以讓你在做想做或必須做的事時容易許多。如果你已經完成九個步驟的第四個步驟，你應當知道你已經走了一半；目標明確之下，你自然就不會心煩意亂、胡思亂想。

我們還可以把SMART目標應用在更大任務的挑戰上，要怎麼做呢？其實方法都一樣。雖然比起剛所舉的洗澡範例，可能需要花費你更多的時間和力氣，但SMART目標對完成難度高的長期計劃尤其好用。接下來，我們將舉減少飲酒量為例子。一開始可能只是個模糊的想法，但只要能具體化，將不再是遙不可及的夢想。

- **Who**（跟**誰**有關）？首先，當然跟你有關，不過，這次還牽扯到其他人。讓你的朋友、你的家人知道你正嘗試戒酒，請他們不要買酒給你喝或是在你周末看電視的時候拿啤酒或紅酒給你。讓他們知道你的計劃，跟他們約在不賣酒的地方碰面，比如說咖啡店或電影院。
- **What**（我想要完成**什麼**）？我們已經知道你想要戒酒，但記住SMART原則之一的「具體化」。決定好每個禮拜你要減低多少的量，或是指定一個禮拜的哪幾天是絕對不能碰酒的無酒日。
- **Where**（在**哪裡**進行）？這比較難限定，因為喝酒這件事不一定發生在某個特定的場所。最好的方法就是避開任何讓你想要喝酒的場合——朋友家？跟同事聚餐？——要當心這些地方。

- **When**（我打算**何時**完成）？再次強調，這是個人的選擇。給你自己一個合理的期限，循序漸進完成。別害怕降低你的標準。假設一個月過後，你一個禮拜只能做到兩天無酒日，而不是你期望的三天，也沒有關係，重新調整就是了。
- **Which**（我需要**何種**協助、會遇到**何種**障礙）？你需要朋友的支持，手機應用程式或日記，方便你追蹤記錄喝酒的情況，以及諮商師或家庭醫生的專業指導和建議。障礙是喝酒的欲望、誘發或刺激你想要喝酒的情境（在酒吧約會、參加舞會或今天超不順等等）。
- **Why**（我**為什麼**要做）？想更健康，想更有能力應付生活，想減肥，想省錢——不管理由是什麼，寫下來，牢記在心中。

有時，你就是沒辦法保護自己免受精神疾病的摧殘。有時，你會突然驚醒並感覺自己真是糟透了。不過，當你試圖照顧好自己，願意多關注自己的感覺時，你便有可能阻止那可怕又毀滅性的攻擊。哪怕只有一丁點的改善，都值得你投注時間去做。

3. 談戀愛

患有精神疾病是件很孤單的事。畢竟它最大的特點就是自我反省：對每個思想、情緒或怪念頭進行分析，對每種感覺都追根究柢。它點出生病的人內心深處最幽微的渴望：也許，這次，藉由充分的分析，他們將找到那把丟失已久的鑰匙，解開所有磨難背後的謎題。

難怪與心理健康相關的文學作品十之八九會把焦點擺在這上頭。它們問：「你覺得怎樣？」或告訴你：「我非常難過。」很少有人會告訴你怎樣才不用獨自承受。就算有少數一、兩本講到他人，也都把愛情描寫得很誇張，像是什麼不可思議的救贖力量，可以讓你馬上生龍活虎起來，再也不用吃藥、接受治療。人際關係（不管是不是愛情）通常是這類故事描述的重點，讀完後只會讓你產生不切實際的幻想，一點幫助也沒有

不可思議的是，書裡的精神病患大都擁有快樂、健康的童年，很棒的朋友，正常的

社交生活。他們有伴侶、妻子、兒女，該有的都有。最重要的是：以上講的這些關係，絕大多數都很正常，即使有些無聊。裡面有一、兩個人會「拯救」你。他們就在那裡，陪你出去喝一杯，陪你看電視劇《東區人》（*EastEnders*），在下班回家的路上幫你外帶一份晚餐。他們不是那種充滿魅力、天生睿智，突然闖入你生命的戲劇性人物。他們只是默默、理性、堅定地守護著你。

這些故事從未真實而具體地描述，患有精神疾病的人如何與他人建立關係，好像你只要什麼都不知道就可以快樂幸福地長大。說到關係，我指的是各種關係，包括愛情（如果你有的話）、友情還有親情。

在這一章和接下來的幾章裡，我們將探討這些關係。你如何梳理你跟別人剪不斷、理還亂的關係？能否易地而處，站在他人的角度看事情？換句話說，今天如果是你愛上患有精神疾病的人，會是怎樣的情形？你可以怎樣幫助他們？

我們首先要檢視的是其中最難處理的關係：談戀愛。

＊＊＊

戀愛很難搞。它充滿了心痛、迷戀，在某個你喜歡卻對你沒啥感覺的人面前劈里啪啦不知所云。有一次我發現，我終於跟我欣賞的同事對上話了，話說我癡迷地盯著她的後腦勺看已經整整三個月，她用了最無害的：「怎樣，今天還好吧？」向我搭話，可我的回答卻是：「我正處於不知自己為何存在的絕望中。」她瞪大眼睛，困惑而不可置信地看著我的臉，我隨即補上一個卑微又可憐兮兮的微笑。「喔。」她說，坐了下來，轉過頭去。我繼續從我的位子盯著她的後腦勺看，並在心裡清楚地知道她再也不會找我說話了。這種事不是只有我會遇上，對吧？任何人都會遇上。這就是戀愛，棘手得很。

那如果情況更糟糕呢？你除了不幽默風趣、狗嘴吐不出象牙外，你還得處理心理健康的問題？它將影響你與他人的互動，它將影響你好不容易建立起的關係，而且，最重要的是：你要如何告訴某人你有或曾經有精神疾病？談戀愛的過程中，什麼時候才是聊到心理健康的適當時機？

不知道何時或該怎麼讓別人知道你的心理健康狀況是一種壓力，這壓力會帶來額外、更嚴重的焦慮。說得太早，怕一開始就把人嚇跑；說得太晚，又怕到最後才發現原來交往的對象對精神疾病有著根深蒂固的成見，不願意或根本沒能力去處理。

作為一個約會老手，這方面我太有經驗了。不過，我搞砸的約會也沒少過。雖然心想，都說「吃一次虧，學一次乖」，人總不可能一直犯錯吧？但**就是**會一直犯錯。我到現在都還搞不懂該怎麼做，我要麼就是錯過時機，要麼就是說錯了話。我急著向剛認識的對象解釋，把這一切看得太過容易。在他們的眼裡，我就像卡通裡眼睛睜得大大的神經病，不但瘋得十分徹底，還一再強調自己沒病。最後我想到的辦法是揭露某項事實：我正在寫一本有關心理健康的書。這言下之意、弦外之音夠明顯了吧？只可惜大多數人沒有這樣的工具（雖說每個人自己本身就是一本書，而我也很建議你拿它來破冰唷）。

如何不告訴對方你有精神疾病

以下是我曾經用過的笨方法，讓我們從這裡開始吧！

拚命隱瞞，直到最後一刻才說

嘿！我覺得經過一、兩個月平靜無波的日子，我的心理問題應該已經解決了。我想事情會越來越順利，我再也不用煩惱這個問題了。所以，根本沒必要告訴我的男朋友，對吧？沒錯。一切都將好轉。我會變好的。我很好。

但，事實證明沒那麼好。原來在他的想法裡，自殘不過是「引人注意的手段」，而有憂鬱症的人都應該試圖「振作起來」。如果我們只是約會兩次也就算了——我可以直接放棄。就算已經交往兩個月了，我也能在還未受傷之前全身而退。可兩年了，就在我們交往的兩年後，老天突然給了我致命一擊，讓我倆的關係迅速走上無法挽回的結局。

我很怕跟他談到心理健康的問題，我有精神病史這件事讓我覺得很丟臉。一直以來，我想盡辦法要跟我的病撇清關係。對我來說，閃躲逃避這個話題，要比面對它甚至是我自己還來得容易，因此我選擇把自己的精神崩潰歸因於上大學壓力太大、離鄉背井一個人住，以及一整天都在喝酒這些事上頭。我根本不願去想是否可能繼續影響我的人生，直到我嚥氣為止。如今回頭看，我知道為什麼我如此逃避了：當時的我太年輕，心智還不夠成熟到足以應付這一切。我只是絕望地、不顧一切地想當個「正常人」。

可事實上，這樣做對「康復」並沒有幫助；我欺騙自己也欺騙別人，不敢說出自己真正想要的人生和戀愛關係。我假裝自己渴望「安定下來」，渴望住在彷彿廣告的夢幻場景裡，比如說一九五〇年代？在那裡沒有人會生病，沒有人有情緒困擾或一丁點的混亂。這意味著我得烤很多派？噢，這恐怕是這裡面唯一真實可信的東西了。

然而，不可避免地，我們還是談到了自殘和自殺。那是在我們開始交往的兩年後，當時我們在酒吧裡。我喝了很多便宜的紅酒，已經醉到有點分不清東南西北了，我開始語無倫次、胡言亂語，恨不得能找人幹一架。

「依我說，他們只是想引人注意罷了，」他說：「只是想顯得自己與眾不同罷了。『噢，看到沒？我正在服抗憂鬱藥。』誰理你呀！」接著他繼續講他前女友的故事。她因為父親驟逝而開始服用抗憂鬱藥；他抱怨她成天躺在床上，都不跟他做愛，不管他如何求她。聽他這麼批評前女友、細數前女友的不是（「太懶」），真是令人難受。好像她得憂鬱症是她自己願意的，「拒絕和他做愛」是她用來懲罰他的一種手段。我衷心希望他沒有當著她的面講這番話，但照這情形看來，他肯定說了。

聽到你所愛的人用充滿個人偏見的話詆毀你，是件非常痛苦的事。但對我而言，他的這番話又何嘗不是一記當頭棒喝？這強迫我去思考自己究竟痊癒到什麼程度，我的精神病、我的憂鬱、我的狂躁，這所有的一切對我的自我意象產生了怎樣重大的影響。

那天我們爭論了很久，而且從那之後我們就不斷吵架。他埋怨我，說他恨不得我早點把自己殺了，如果我真的想死的話，儘管去死。毫無疑問，他是個死腦筋，他的觀念永遠不會改變，而我忍不住會想，要是我早點告訴他就好了，說不定這一切就不會發生了。所以——

原則一：誠實為上策，坦白相告絕對是明智之舉。

初次約會就招認

我來到這間氣氛有點詭異的酒吧，我剛剪了亮麗的新髮型，正準備展開浪漫的初次約會。他高大帥氣，屬於放蕩不羈的學者型，自打上一段戀情結束，他是第一個引起我興趣的男人。我很怕自己又把事情搞砸了。

我還真是卯足了勁兒。眼前那麼多酒，我碰也不碰，還拚命講笑話。最重要的是，當我走進酒吧的時候，他已經把我**全身上下**打量了一遍，我已經通過他的審核。所以，一切將會非常美好，也確實非常美好，直到下面這段對話出現：

他：「對了，妳知道我有個兒子吧？」

我：「哦，是嗎？我沒聽清楚。」

他：「我有個兒子，目前十歲。」

我：「那沒什麼，反正我也有躁鬱症。」

看到沒？我不只沒有把他講的話聽進去，我還拿他最愛的孩子，他的生活重心，跟令人聞之色變、避之唯恐不及的精神問題相比。在我的認知裡，他的小孩跟我的躁鬱症都是扣分，兩者可以互相抵銷，而他主動提到兒子是為了給我一個機會，讓我順便把自己的瘡疤給揭了。可事實上，人家只是想告訴我有一次他們去動物園鬧的笑話罷了。

原則二：千萬別在初次約會的時候，拿對方的小孩跟精神問題相提並論。

挑做愛的時候說

做愛的時候你可以說：「這感覺太棒了！」「繼續，不要停！」或「你可不可以不要一直壓著我的頭髮？」我們都讀過《格雷的五十道陰影》，當然知道什麼該說，什麼不該說。

所以，什麼是做愛時絕對不該說的？「對了，你知道我有躁鬱症吧？」別問我，這種事怎麼可能發生。別問我，是哪根筋不對勁才會挑那種時候坦白？我不會回答你。

只要記住原則三：千萬別在「炒飯」炒到一半的時候談這件事。千萬不要。

如何在非前述的情況下，告訴對方你有精神疾病

儘管我非常努力地想跟別人溝通我的心理健康問題，卻總是弄巧成拙，適得其反。上述那些辛酸血淚史恐怕沒什麼實質的幫助，但看在老天的份上，拜託你千萬別重蹈我的覆轍。我想每個人本身的條件和遇到的情況都不一樣，自然也就沒有那種放諸四海皆準的規則可以套用。我當然也很想要告訴你：是的，在經過Y天的交往後，你應該坦白地把X講出來，但親密關係又不是電玩遊戲（雖然我希望是），輸入密技就可以闖關成功。你得眼觀四面、耳聽八方，看準最好的時機跟對方溝通。

儘管如此，我還是可以給你一些建議。

一定要說

是的，這是句廢話，卻很重要。我沒告訴我的前男友，你也看到了，最後的結果是什麼。不管他是否能理解，最好在你還沒發病前就把事情告訴他。因為你需要跟他討論將來你希望他怎麼做，或你可能需要什麼。如果他因為沒辦法接受而拒絕跟你交往下去，那也沒有關係。直到你生病了才強迫他做出選擇，對你、對他而言都不公平。因

為，萬一你真的不需要他，將會造成難以承受的壓力。

老實說

你不必鉅細靡遺跟他詳述你的病情，但請盡量做到坦白誠實。講清楚你是哪種精神疾病，還有嚴重性。告訴他過去是怎麼發作的，且萬一發作的話將如何影響你的感情生活。不要避重就輕，企圖粉飾太平。

給他一些建議

在本章後面（見頁一〇一），列出了給另一半的建議。請詳讀內容，照抄一份，自行增訂後，把寫好的單子交給他，確認他真的看了。他可能會覺得有點混亂——誰不會呢？但這樣做可以避免他們犯下無法挽回的錯誤。

別把自己逼得太緊

要是對方無法接受你有精神方面的問題而決定不再跟你交往時，確實會令人非常難過，分手似乎是無法逃避的宿命。但，誰知道呢？說不定你真的可以遇到願意陪你一起對抗病魔，不管你是好是壞都不離不棄的另一半呀。

＊＊＊

講了這麼多，其實重點只有一個，你是否應該告訴某人你的病情。把診斷拿出來正經八百地解說，會不會造成病態的過度認同？我的人生當然不是只有躁鬱症而已——我的病不等於我，所以，我為什麼一定得這麼老實地把事情說出來呢？順其自然，等他自己發現，難道不可以嗎？

有時候，我也會選擇這樣的方式。然而，不管我喜不喜歡，躁鬱症於我的人生是如此重要的存在，逃避不去談論，顯得我太過軟弱，對我正在交往的對象既不負責任也不公平。有些人願意接受精神疾病，有些人則否。那沒什麼。但我總要給他們機會決定自己要不要接受吧？

也許下面這則訊息能夠鼓舞你，根據二〇一三年某些公益機構發表，有關心理健康與人際關係取向的調查報告顯示[11]，有百分之七十七的人會主動告知另一半自己有精神方面的問題，而其中只有百分之五的人會因為這些而被迫分手。再者，有百分之七十四的人表示，他們「不在意」伴侶有精神方面的問題。所以，基本上，沒什麼好擔心的。

性不性的危機：性生活與心理健康

比較保守的讀者可以鬆一口氣了，我可沒打算在這裡公開自己的閨房秘辛。首先，我媽會看，其次，還有很多東西可寫，我不用拿來充字數。但，有句話我還是要說：性生活與心理健康息息相關，而且對我該死的人生同樣起了很大的作用。

話說，這個問題大致可以分成兩種情況。一：「性」趣缺缺。二：「性」致高昂。

性趣缺缺

相形之下，這種情況好像沒那麼嚴重，但並不代表就比較好應付。它會讓你感覺很糟：不性感，沒魅力，自責內疚。也會使你們感情生變、造成爭執，還會讓你不時憎恨自己。

11 作者注：患有精神疾病的人表示，他們的伴侶「不怕」跟他們討論他的精神狀況。資料來源：英國人際關係協會（Relate.org.uk）。

缺乏性慾，是許多精神疾病的特徵之一。像我，憂鬱症發作的時候最為明顯。根據前述的公益機構所做的問卷調查顯示，有五分之四的精神病人士坦承他們的性生活受到精神疾病的影響，而缺乏性慾始終是最大的問題。

當我憂鬱的時候，性根本就……不重要。我把一半的力氣花在一心求死的念頭上——啊，好想死，真想死；另一半則花在保持清醒，讓自己活下去的努力上——餵自己吃飯，坐上公車，避免在工作時放聲大哭。這些事耗盡了我所有的力氣，我根本沒有時間，也沒有精神或體力去管性不性的。我唯一想做的事就是躺在床上、上網、隨便吃些披薩、睡覺。我還是會經常自慰，但也就是自慰而已——沒辦法，習慣了；我壓根就沒想到要找別人上床。就像我的某個朋友說的：「我不**想**要做愛，所以我自然不會對性產生興趣。我**現在**的問題是：怎樣才能重燃對性的興趣。」這番話說得太貼切了，正是我的寫照。

如果你的伴侶可以體諒你，你的性趣缺缺就不是什麼大問題了。很顯然地，沒有人可以強迫你跟他上床，讓你感覺愧疚，因為你不想跟他上床，或拿這個當分手的理由。這已經不是心理健康的問題了，而是如何相處的問題。不管是誰都**不**應該勉強你或違反你的個人意願。

不過，性慾突然大幅減退確實很棘手。你的伴侶可能會因此受挫而覺得不解，為什麼你突然就沒「性」趣了——他們會以為自己做錯了什麼。這很自然，今天如果易地而處，我也會以為問題出在自己身上——因為我突然不性感了或沒有魅力了。這個時候你一定要跟你的伴侶講清楚：不是他們的問題，是你的問題。

這很重要，跟他解釋你感到沮喪，對什麼事都提不起勁，不是因為他的關係。如果你需要獨處或個人空間，告訴他這就是你目前所需，可你依舊很愛他。如果你**可以**做到沒有性交的身體接觸，就用這個方法展現你的熱情。但如果你做不到的話，也不要覺得有罪惡感。

最重要的是：**不要覺得你必須跟他上床，如果你真的沒興趣**。我懂你想要取悅你的伴侶，我真的懂。他們感到委屈挫折，確實很不好處理，而你可能會覺得那是你的責任。**那不是你的責任**。任何時候你都有權利決定你要或不要，不管你有沒有精神疾病，所以不要覺得你必須對你的性趣缺缺做出補償。這道理三歲孩童都知道，但當你很沮喪的時候可能就沒那麼想得開了。

通常不是你的伴侶強迫你跟他上床，而是你覺得自己有義務跟他上床。我告訴你，千萬不要這樣。親密關係不在於有沒有性；更重要的是溫暖、信任還有瞭解。你不會強迫任何人跟你發生關係。那你為什麼要強迫你自己呢？

性致高昂

另一種情況可能比較少見。性慾亢進本身就是一種病[12]，但同時它也是許多精神疾病，包括躁鬱症、邊緣型人格障礙症和強迫症所引發的附加病症之一。所謂性慾亢進，指的是極為頻繁或突然增加的性衝動或性活動——對性的慾望非常強烈，或實際上有很多次的性行為。

隨時都有「性」趣是好事。若你樂在其中，性生活頻繁也未嘗不可。不要管你的性別，如果你真的想要，就儘管去要吧！我們這裡不做批判，這事沒有對錯。然而，有一條條線，越過這條線，性慾亢進會為你惹來麻煩。「性慾太強」所造成的麻煩，不是每個週末把某人從酒吧帶回家，或是一天到晚都在約會的這種麻煩，而是造成傷害的性、強迫性的性、你自覺無法控制的性，以及形同自殘的性。

我不會奉勸別人千萬不要沉溺於上述的行為，因為那顯得太過虛偽，且帶有批判。不過，有些事我還是得提醒你：

• 對自己的行為負責

隨身攜帶保險套。如果你忘了做防範措施，記得服用事後避孕藥。如果可以的話，想個一勞永逸的方法。吃藥是很方便，但萬一你忘記吃了呢？還是子宮內避孕器或植入式避孕棒比較保險。最重要的是，一定要定期做性病篩檢，同時鼓勵你的固定性伴侶也這麼做。

• 保障自己的人身安全

性慾亢進意味你很容易陷自己於不安全的險境——當你一心一意只想滿足性慾時，你將失去理智，失去正常的判斷力。

記得向你的朋友或室友交代你的行蹤，發簡訊告訴他們你去了哪家夜店、哪家酒吧或誰的家。要他們隔天一早發簡訊或打電話確認你的安危。不要讓你的手機沒電，包包裡隨時攜帶充電器，去買一只行動電源。看到座位附近有電源插座，馬上拿出手機充電，這樣能確保你永遠不會孤立無援，不會不知道該怎麼聯絡朋友或叫計程車。

12 作者注：前人努力要把「性慾亢進」納入《精神疾病診斷與統計手冊》裡面，但截至目前為止（寫這篇文章之前）都失敗了。

• 保持對情緒的覺知

我的經驗是，性慾亢進的時候，我們很容易依隨身體的衝動辦事，毫不猶豫。對我而言，毫不猶豫某種程度上意味著放棄自己的發言權。去探究自己的想法、感覺和行為，會讓我發現不願面對的真相，因此，最好的方法就是不聞不問，假裝它們不存在。

是什麼造成你迫切需要大量的性行為？原因有很多種。有可能是因為狂躁症發作，你渴望不斷的刺激；也有可能是因為自尊心，你想要證明自己還行；又或者這跟過去的個人經驗有關。不論原因為何，也不管你再怎麼不情願，你都應該花點時間去探索你的內心，想想為什麼你會有這樣的行為。

關於性的問題，也有許多特殊的求醫管道。像英國諮商和心理治療協會（British Association for Counselling and Psychotherapy）的網站就有尋找治療師（Find a Therapist）[13]的功能，讓你挑選想要請益的專家。你可能不想停止這樣的行為，沒問題，隨便你，但找人談一談應該不犯法吧？

伴侶有精神疾病時該怎麼辦

今天如果顛倒過來，是你的伴侶、你交往的對象有了精神疾病，你會怎麼樣？呃，你可能會有點緊張，怕把事情搞砸；也可能會手足無措，不知道該怎麼辦。沒關係，那無所謂。真的沒關係。沒有人天生知道該怎麼處理，只有透過不斷的練習才能爐火純青。你流再多的眼淚，跟對方起再多的爭執都沒有用。

當然，要怎麼處理得看你的伴侶得的是哪種病，還有他們的症狀是什麼，不過，還是有一些規則能適用於絕大多數的精神病患。

• 做好抗戰的準備

維繫一段感情並不容易，這道理人人都懂，就算你們兩個的精神狀況都很正常，也還是會吵架，把對方惹毛，對吧？有時候有些人真的很可惡，但如果你愛他，自然就會原諒他。換個角度想會不會比較好呢？他們已經很努力了，他們也不想把事情搞砸，這

13作者注：可參考以下網址 http://www.itsgoodtotalk.org.uk/therapists

不是他們的錯。看著所愛的人受苦是件很痛苦的事，但記住他們可能比你還痛苦。請支持他，成為他的後盾。

• 不要獨自承擔

如果你的伴侶沮喪到沒辦法跟你有性生活，或是焦慮地對你亂發脾氣，或是躁症發作決定出去玩個幾天，那真的會讓人心情很糟（請看前面的重點）。不過，這不關你的事。你不需要負半點責任。當我覺得恐慌，我會變成全世界最難搞、最暴躁、最小心眼的女人。這當然不是因為跟我在一起的全是爛人，而是因為**我自己**是個爛人。他的不可理喻可能會讓你傷心，讓你生氣，擔心到快瘋掉，但請記住：這不是你的錯。更不是他們的錯。他們也掙扎得很辛苦。請珍惜他們的努力。

然而，這並不代表他們不需要為自己的行為負責。如果他們說了什麼傷人的話，可能是因為情緒沮喪或一時衝動，記住事後一定要找他們談清楚；精神疾病不是死不認錯的藉口。不過，通常他們知道自己錯了都會急著跟你道歉的。

• 瞭解你面對的是什麼

透過伴侶本人的描述、醫學教科書、線上文章或論壇，仔細研究另一半的病況。跟他們談一談：當他們發病時會出現怎樣的感覺？最嚴重、最輕微、一般的症狀分別是什麼？瞭解他們所經歷的，成為這方面的專家。不過，不要對他們說教，試圖改變他們的想法，或是假裝你比他們懂，只因為你在維基百科上爬文爬了一個多小時。默默地讓他們知道你很努力在維繫你們的關係，並願意竭盡所能地去學習，如果有需要的話。

• 準備好應急之策

要學會以防萬一。詢問另一半要是事情一發不可收拾的話，你該聯絡哪位家人或朋友。把所有用得上的東西全部準備好，書、音樂、泡泡浴錠，只要能讓你的伴侶情緒穩定下來的都行。搞清楚如果有需要，你可以向哪些地方機構求助，手邊隨時留著你伴侶的家庭醫師、精神科醫師、心理治療師、輔導員的電話。

然後，最重要的一點是，當你在做這些時，你必須取得另一半的同意，確定他們生病時你可以代行其事。你必須小心、仔細地跟他們溝通，釐清你身為伴侶的責任，他們希望你怎麼做，什麼時候你可能逾越了他們賦予你的權限。當然，你必須照顧他們，這是無庸置疑的，但你也要讓他們學著照顧自己。

・傾聽

這一點幾乎每章都會出現，可謂貫穿全書。所以，你可能已經聽到很煩了，但我還是要講，因為這是你能幫生病的人做的最重要的事。聽他們說話，傾聽他們的需求，並記住他們是自己人生的頭號專家。為了瞭解他們所經歷的，你可能已經下了很多功夫，甚至你對他們病情的瞭解可能比一個正規心理系的學生還要多，但你還是得順從他們的意願、他們的需求。要做到這點不容易——有時他們會產生妄想，進而做出傷害自己的行為，這時你當然得強勢才行。然而，大多數時候你是可以做到的。默默傾聽伴侶的心聲，尊重他們的意願，支持他們。只要這樣做就夠了。就那麼簡單，真的。

絕對別向有精神疾病的伴侶說出這樣的話

把事情搞砸很簡單。說錯話？很簡單。開不該開的玩笑，吵架時的氣話，拿他和前任比較……你能惹毛對方的方法多的是。特別是當你的伴侶有精神疾病，這爛攤子絕對會讓你不知該如何收拾。

不過，不用怕！我這不就來拯救你了嘛。雖然我沒辦法告訴你一定要說什麼——你也知道，一樣米養百種人，每個人想聽的情話都不一樣；卻可以告訴你，絕對**不要**說什麼。以下這些話，打死都**不能講**。

「難道我不能讓你快樂嗎？」

我的很多段感情都曾令我快樂；他們讓我笑，想辦法逗我開心，他們可會**耍寶**了。但是，令人驚訝的是，我的精神疾病並沒有因此而痊癒。我還是會沮喪，我還是會胡思亂想，我還是會產生幻聽。只因為我不是活在浪漫喜劇的復古場景，會突然有個大叔或會魔法的女士跳出來，幫我把所有問題給解決了。

質問某人你是否能讓他快樂，無異於把他們的心理問題攬在自己身上。你彷彿在說：「我倆是那麼契合，相處起來也很融洽，為什麼你還是感到悲傷？」或許你真的不懂。其實我也不懂，老兄。我也很困擾，為什麼我有工作、有伴侶、有一票死忠的好朋友，卻還是三不五時地被絕望毀了。這讓我有罪惡感，讓我覺得自己不知足。所以，別再火上澆油了。

你可不可以改問：「我該怎樣做才能讓你比較好過？」或許你得到的答案是「沒有」，又或許你會得到啟示，知道可以提供那些實質的幫助（詳見頁二一〇至二一六，如何照護精神病患，或讀一讀自我照護那一章——頁四八至八三，鼓勵你的伴侶嘗試完成一些簡單的動作）。

「為什麼你不去看醫生／不去跑步／不吃得營養一點？」諸如此類，沒有建樹、自以為是的廢話。

我知道，你這麼說全是出於好意。我也知道，只要跟別人提到精神疾病，**就會重複聽到同樣的話**。你男友的姐姐自從分手後就去上了皮拉提斯課，你女朋友的媽媽告訴她你應該試試看針灸治療。今天如果你是工作不順心或是想要培養新的興趣，這些好心的建議或許有用。但你不是，你是憂鬱症發作。

聽到陌生人講這番話會讓人很火大，不過，他們不認識你，所以，大可左耳進、右耳出，全當他們放屁。但如果這番話是出於你所愛的人的口中，那殺傷力可就他馬的大了。因為，這意味著：「你不夠努力。」或「明明還有很多事你可以做的。」而就算這些話是出於好意（大多是），對你們的感情也完全沒有幫助。

如果你真的想幫你的伴侶做點什麼，就去把碗洗起來吧。多出點生活費，給他一個擁抱，請他吃頓好的。但，千萬別叫他們出去跑什麼步。

「我是不是做錯了？」

這句話跟「難道我不能讓你快樂嗎？」有異曲同工之妙（見前項）。問某人你是否做錯，毫無助益。當然，如果你講了什麼尖酸刻薄的話，或是他們要你做什麼而你沒有做到，或是忘了餵貓什麼的，那他們的情緒低落可能就是你的錯了。然而，他們的精神疾病可能來自遺傳、基因突變、腦部功能失調和生活經歷，原因錯綜複雜，根本沒有誰對誰錯的問題。也許，你可以問他「有什麼事特別讓你困擾」，而不是把責任攬在自己身上，因為真的不是你的錯。

「我希望一切能回到從前那樣。」

我們都希望一切能回到從前那樣，老兄。我們都希望生活能恢復正常，歸於平靜，成天要煩惱的只有牛奶餿掉這點小事。我也希望我的感情之路不要一直有精神疾病出來搗亂，能走得平安順遂；我的憂鬱症不要隔一陣子就發作，讓我幾乎忘了笑是什麼感覺。我更希望狂躁永遠不要來，這樣我就不會一整個晚上都聽到電話鈴聲在耳邊響或覺得路口的紅綠燈在監視我什麼的。如果我能擺脫精神疾病就像擺脫壞情緒一樣該有多好。我知道你是這麼想的。誰不希望呢？但，這是否意味著我想聽到這句話？不。這是否意味著我必須為自己罹患精神疾病而感到抱歉？不。

「我們都有悲傷／焦慮／激動的時候。」

這是真的。我們的確如此。多數人在準備考試或考駕照時都會覺得緊張，有時甚至是沒來由的焦慮。但多數人一個禮拜有好幾天下得了床，他們的悲傷也沒有那麼病態。並不是所有人光想到要搭火車或參加舞會就會換氣過度、呼吸困難。

就人類正常的情緒反應而言，一般人跟精神疾病患者大不相同。也許你覺得表示同情（同理他們所經歷的）有用，但除非你也是精神疾病患者，否則一點用也沒有。可能問他們覺得怎樣還比較好吧？讓他們講講自己的心路歷程和行為動機。**傾聽**，而不是把你的經驗強行推銷給他們，否則只會造成更大的混亂。

＊＊＊

當你精神生病時跟其他人交往，會讓對方辛苦，當然，你也會很辛苦。你心裡會浮現一種揮之不去的想法，覺得自己不可愛、天生有缺陷什麼的。其他人都活得好好的，不會沒事疑神疑鬼、緊張兮兮、傷心到快要死掉——為什麼偏偏是我？當然，這樣講不盡公平，每個人都有自己的問題要處理。你不是別人，你怎麼知道人家沒有煩惱？

而這也是為何我向前男友隱瞞自己病情的原因。我煮飯、我打掃，苦心塑造自己是個居家好女人的形象，讓看到我 Instagram 照片的一票好友全嚇傻了。我在扮演正常人，並希望有一天演著演著就像真的了。

從六歲開始我就不斷做著惡夢。一開始我是因為生病、盜汗、發燒而開始做惡夢，然後就像鬼壓床，怎樣都醒不過來，等我年紀越大，做惡夢的頻率也就越來越頻繁。我現在還是會做惡夢。夢中我一直在爬一道牆。那道牆就像許多運動中心的塑膠攀岩牆，我知道我一直在上面爬的原因，是因為我想要拿到某樣東西。但那東西是什麼我不知道（夢從來沒有做到那麼遠），我只知道我很急很急，目標就近在眼前，可我卻始終碰觸不到。

親密關係對我而言，有點像是如此。我看到其他人擁有穩定的感情生活，覺得很不可思議。他們是怎麼做到的？他們是怎麼爬上那看似不可征服的高牆？不像我，總是形單影隻，孤獨一人。我是英雄電影裡被鎖在黑盒子裡的大反派，我是獨自站在夜總會裡嘶吼著「你說的就快是多快？」[14]的莫里西。

一旦你陷入愛河，情況只會更加辛苦。網飛（Netflix）頻道推出的成人動畫影集《馬男波傑克》（*BoJack Horseman*），表面上在講一隻會說話的馬，其實卻是以嘻笑怒罵的手法深入探討自我、憂鬱以及名氣。當波傑克的女友要離開他時，他說了這樣的話：「我就知道事情會變成這樣。妳不瞭解我。妳跟我談戀愛，妳怎麼可以不瞭解我？」這番話清楚道盡了瘋子談戀愛的那種感覺。我曾經把許多情人嚇跑，只因為我深信精神生病的人是不可愛的、不值得愛的。

我的朋友也這麼覺得。他們說：「我一直擔心我的男朋友會因為我有精神疾病而離開我。」或「我患得患失，怕哪一天她會對我感到厭煩。」有一個朋友告訴我，當她狀況很不好的時候，感情生活是她焦慮的最大壓力源——儘管她的女朋友總是全力支持她，她還是揮不去心中的夢魘：早上起來她會想，她會不會離開我？她還能夠忍受這個多久？她值得更好（正常）的人陪她。當然，她的女朋友很驚訝她會這樣想，覺得她太杞人憂天了。她一心一意愛著她，不過，她也有自己的煩惱，譬如說：「我是不是沒把她照顧好？」

成人後，我有過幾段維持了頗久的感情，它們都非常美好。基本上，跟我在一起的人對心理問題都有經驗（不管直接或間接），也都非常聰明。所以，他們不管在理智上或情感上都能理解我的問題（除了少數特例外），他們都可以處理得很好。

我講這些不是為了炫耀（雖然我真的很幸運），而是為了證明儘管我交往的對象都是可愛、迷人、風趣又有才華的成功人士，而他們也這麼看我，我還是覺得精神疾病是我天生的缺陷，讓我變得不可愛。我並不是說我們在一起的歡樂時光、親密時刻都是假的——那美妙的性經驗，只有我們自己才聽得懂的笑話，在火車上喝著琴湯尼高談闊論，或是連續看八個小時路易·索魯[15]的紀錄片。這些都發生過，都是刻骨銘心且充滿歡笑。我想說的是，精神疾病讓我覺得現在擁有的一切岌岌可危，隨時都可能灰飛煙滅。

容我拿卡通做個比喻，裡面的主角正奔跑在一望無際的草原上，然後，突然間，他撞上了螢幕。原來眼前的景象不是真的，是搭造、繪製出來的道具。這便是我談戀愛時的感覺，不管那段感情是輕鬆還是嚴肅，我周遭的一切可能只是完美的布景，不知哪一

14 出自史密斯樂團的作品〈How Soon Is Now ?〉，其中有一句很經典的歌詞：「I am human and I need to be loved, just like everybody else does」意思是即便我再怎麼不起眼、再怎麼怪，我也需要被人理解、被人愛。

15 路易·索魯（Louis Theroux），紀錄片導演，作品有《路易索魯：極端之愛自閉症篇》。

天會塌下來，而我就等著它塌下來。因為有個東西會出賣我，會毀了這一切，那就是我的精神疾病。

當然，事實並非如此。我的伴侶全心全意愛著我，而且基本上我們很少為了我的焦慮、狂躁或憂鬱而爭吵。我們會為了誰把濕毛巾丟在地上而爭吵，為了我的無理取鬧——人家說東我偏要往西而爭吵。然而，這些引發爭執的理由都跟我的精神疾病無關，而是因為我天生個性如此——出了名的固執、難搞和壞脾氣。

但，這並不代表我的病對我的感情生活沒有影響。當然會影響，有時甚至還會徹底毀滅我的感情。其中妄想症的殺傷力尤其強大，讓我滿腦子胡思亂想，懷疑對方是否對我不忠。讀大學的時候我和男友同居，真的不誇張，我們二十四小時都黏在一起。所以，就算他想背著我在外面偷吃也沒有機會。但是，我的焦慮還是把我們兩個搞得很累，每次只要他多看路上的女人一眼或是對收銀員「太親切」，我就會開始跟他吵。看著我們的感情一點一滴消磨殆盡，只會讓我更加緊張、害怕。神奇的是，等到我的心理狀況比較穩定了，這些爭吵也就奇蹟般地雨過天青了。

此外，自殘和自殺也是我感情生活的一大隱憂。我的伴侶痛恨看到我傷害自己，這讓他們覺得很無力、很沒用。而且也會引發衝突與裂痕，逼得有些人跟我攤牌，至於其他人則不敢批評我或對我提出分手，因為他們害怕我會馬上跑去自殺。

我的病也讓我把別人推開——我害怕如果讓他們進來，他們會發現在我那平易近人、活潑外向的外表下是個扭曲破碎的靈魂。我就好像俄羅斯娃娃，剝開一層一層的外表，裡面的樣子只會愈來越醜陋。我為什麼要讓別人看到這一面？我為什麼要讓他們看到真正的艾蜜莉（有躁鬱症的艾蜜莉），然後讓他們討厭我呢？

不過，這樣做太極端了，是不對的。我**是**有躁鬱症，我**是**生病了。有時我的表現的確很令人討厭，很不可愛。但同時我也是善良又有同情心，我的朋友都說我很聰明，我會在晚餐聚會上講最好笑的笑話、聊最勁爆的八卦。我還是有很多優點值得被愛。每一個有精神疾病的人也都是如此。優點和缺點同時存在，誰也不能或不應該抹煞了誰。今天就算我「沒有」精神疾病，其他人也未必會喜歡我。這是個不爭的事實——有些事就是這麼奇怪，沒有什麼道理。不管我喜不喜歡「真正的艾蜜莉」，這都是我。這是獨一無二的存在，是集快樂、悲傷、狂躁、抑鬱、愛……任何你能想到的東西的綜合體。

我一直覺得我的感情路早就註定好了——我只有三條路可走。一：精神疾病「被治好」，遇上某人，從此過著幸福、正常，有如童話般的日子。二：對方接受我有精神疾病的事實，並藉由愛情神奇的救贖力量，陪我一起走下去。三：做自己，這意味著「完全像個精神病患」並孤單一輩子。

事實證明，那三條路我都可以不走。你也可以不走。愛情有幫助，但並不一定能「治癒」你的心理問題，不管有多少低成本的獨立電影跟你吹噓愛情的功效。而且，你不需要等到完全康復或絕對穩定了才值得被愛。

莫因精神疾病而自卑，你依然可能得到真實完整的愛。這個道理我花了好長的時間才明白。要是我能早點想通的話，或許我跟自己相處起來也會比較快樂吧。

4. 求學

「求學的日子是人生最美好的時光。」這句話不知道是誰講的，卻始終困擾著我。從小到大，每當我感到最脆弱、最孤單、最害怕的時候，這句話就會像幽靈般跳出來，陰魂不散纏著我。我心裡嘀咕著：「是誰說美好的？難道所謂的美好就是**這樣**？」

上了大學之後，我心裡的疑惑更重了。我來這裡不就是為了找樂子、談戀愛，還有——學習（雖然不怎麼像）嗎？「大學」是怎樣的地方，我不清楚，但我以為應該是**那樣的地方**。

史密斯樂團的歌一直在我耳邊反覆響起：

當你跳舞、大笑時，
你終於活了過來……[16]

我在心裡珍藏好多年，拿來當咒語一樣背誦。我心想等我上了大學我**會**跳舞、大笑，並終於活過來。

但我沒有。以我的感覺，我始終是個旁觀者、局外人。就好像秋天傍晚走回家的路上，透過家家戶戶的窗口，我看到了裡面的人過著溫馨、快樂、舒適的生活，但我永遠進不了他們的家門，永遠沒辦法遵守他們那些奇怪、令人費解的規矩。從我十二歲到二十二歲，**每一天、每一個日子**我都在想上學有何意義或成就感，我學不來、甚至無法了解正常人的行為模式。

所以，簡單一句話，我的求學生涯並非我人生最美好的時光。而且毫無例外，我的大學生活也不是。我的不自在和不快樂讓我顯得呆頭呆腦、陰陽怪氣，然後，日積月累之下，慢慢轉變成我潛藏的、後來浮上檯面的精神疾病。

我有點訝異，竟然很少人談論這方面的問題。極其悲慘的中學生活，光是一句慘綠少年都嘛這樣就輕鬆打發了；上大學時因為生病、孤單而感到的絕望、掙扎、害怕與難過，全被認為不過是成長的必經之痛，是想家或適應不良造成的。我找朋友、找同事談：「我沮喪到什麼都做不來。」或「我不幹了，因為我精神崩潰了。」然而，同樣的事情還是一再發生。

而且，這不光是我個人的經驗談。根據調查，很多學生（不管哪個年齡層）都有心理方面的問題。二〇一三年，英國全國學生聯盟（National Union of Students）發表的報告指出，百分之二十的大學生覺得自己有精神疾病，然後二〇一五年，大學輔導室輔導的人數一年就竄升了十個百分點。

很多人的心理問題浮上檯面、開始發病是在青春期的時候。根據公益機構「年輕之心」（Young Minds）的調查，英國有將近八萬的兒童和年輕人有嚴重的憂鬱症，而年齡十五到十六歲的青少年中，診斷為罹患憂鬱症的人數，光是一九八〇到二〇〇〇年間就暴增了一倍——顯見問題十分嚴重。

所以，為什麼我們很少談論呢？

在這一章裡，我打算自己來探討這個問題。我將揭露痛恨學校、討厭上學並不是什麼異常的行為或特例；我要叫內在的那個聲音——「也許這是青少年共同的困擾」閉嘴。

---

16 原句為「When you’re dancing and laughing.And finally living……」，出自〈Rubber Ring〉。

中學

要如何替我的中學生活[17]下個註解呢？就讓我們來票選最適當形容詞吧！「無聊」肯定榜上有名。「無益、浪費時間」的呼聲也很高。不過，恐怕「永無止盡的惡夢」才最為貼切吧。

真實的情況是，我非常不喜歡自己，而且我還非常、非常不清楚要如何表達出來。於是，我選擇埋葬它；把它藏在看起來像自戀又不是自戀的陰鬱外表下；希望它就此凋零死亡。然而，想忽視卻反而讓它長得更好。它在我潮濕陰暗的潛意識裡茁壯，它的藤蔓束縛住我的手腳，尤其是我的喉嚨，彷彿有東西卡著；我的嘴巴，只能乾巴巴地開闔。我發現自己連話都講不好，只能發出奇怪、沙啞的聲音，滿腦子荒誕不經的想法完全表達不出來。

很多人在學校都曾有過不愉快的經驗，只是程度有所差別。有人遭到霸凌，有人的人緣不太好，有人顯得笨手笨腳、孤僻自閉。但最慘的莫過於在青少年普通的不愉快之外，又加上精神疾病發病。

我已經不記得自己是什麼時候開始感到非常憂鬱。我想它應該是一步一步、悄悄地接近我，沒有特定的誰或事物是什麼催化劑。我清楚記得第一次是怎麼拿刀劃傷自己的（之後越來越頻繁），雖然我想不起那時有什麼特別讓我傷心、難過的事。當然，我應該很傷心、很難過，否則我想不出我為什麼要那麼做。當時我還小不知道是怎麼回事，而我那有點嚴格的老媽更是打死都不會讓我看探討「青少年問題」（比如說自殘）的兒童節目。也許不怎麼鋒利的指甲剪，忽然喚醒了我內心深處對痛苦的渴望；又也許我只是在模仿跟我有相同困擾的人。

但不管原因為何，都改變不了我從初中到高中都非常痛苦的事實。「悲傷」不足以形容我真正的感覺。對我來說，「悲傷」是淡淡的哀愁，是沒有殺傷力的。悲傷是看著窗外，有期盼的。某種程度上還滿溫馨的。我所感覺到的，比悲傷更可怕也更絕望。「對本來有興趣的事物失去興趣或得不到樂趣」，是用來判定是否得到憂鬱症的標準之一。雖然是百分之百正確，卻無法徹底形容出那種感覺。憂鬱症就好像在你身上破了個大洞，會把你活在世上的每一分喜悅都吞噬掉。生活中單純的樂趣：一杯冰水、一首你

17 和臺灣相較，英國的學制截然不同。在臺灣，大學前的年級分層，採六三三制，共十二年；在英國則是六五二制，共十三年，也就是小學六年、初中五年、高中兩年。此外，英國孩子一般五歲進入小學，比臺灣的孩子早一年，所以上大學時通常已經滿十八歲了。不過，作者自述早讀一年，所以她上大學時未滿十八歲。

喜歡的歌、閱讀的樂趣……這些全都不見了。取而代之的是無止盡的倦怠、意興闌珊，突如其來的暴怒。你喪失了所有感覺。

憂鬱不僅是可怕的心靈風暴，同時也是莫名其妙、令人費解。等我長大一點，大概十五歲的時候，我開始去拼湊自己的感覺，並終於弄懂了它跟「憂鬱」這個抽象概念的關聯性。在那之前，我可說是一頭霧水，我根本不知道或沒有概念自己是怎麼一回事。我對精神疾病、血清素、憂鬱、躁鬱，甚至大腦化學物質失衡根本一無所知，僅能就字面的意思去理解、去猜測。這些對我來說是新鮮的玩意兒，我跟它們不熟，想都沒想過。我只知道我的每一天都像在做惡夢，夢裡我一直往下掉，怎樣都停不下來。墜入無底深淵的我就此萬劫不復。

一堆報告指出每個人都有可能**得到**憂鬱症。憂鬱症被形容成動物、怪獸、詛咒或妖魔鬼怪。我知道那些比喻是怎麼來的，我真的知道。你超悲慘的。你沒有感覺。你就像行屍走肉；原本你熱愛的事物變得毫無吸引力。你可以盯著情人的臉看上好幾個小時，卻感受不到一絲絲的悸動。你的熱情已不復在。

更悲慘的是，你不願意去想自己可能生病了。精神疾病意味著看醫生、吃藥、接受治療；它意味你是不完整的、破碎的，你內在、人格的某個部分出了問題。你感到自己很渺小、很沒用。你想要放棄。

所以，把精神疾病擬人化似乎無可厚非。你想像憂鬱症是把膽汁滴在你腦袋裡的鼻涕怪，是坐在你胸口、讓你動彈不得的癩痢狗。這樣想比較容易。換句話說，你的悲慘是別人造成的。怎樣都與你無關。你沒有生病，你只是暫時被那些莫名奇妙的生物給陷害了。

悲慘的十三歲。我是這麼思考我的精神疾病的。正如我在前面幾章提到的，我從未想過我的悲傷可能與**自己**有關。我的心態不外乎兩種：不是我的問題，我也是受害者。我是被不可逆的力量、各種外在情勢給逼的，這跟我怎麼看自己一點關係都沒有。

這樣想、這樣認為確實對我有所幫助，至少讓我爭取到時間去弄懂到底發生了什麼事。但等我情況好一點，並真的與精神疾病共存了，擬人化的手法似乎就略顯不足了。把精神疾病想成**不小心**發生在你身上的某件事，得以免除你的責任；讓你感覺自己根本無能為力。如果真有一隻黑狗坐在你的胸口[18]，你能拿它怎麼辦？如果真有一隻怪獸侵入你的腦袋，你也只能乖乖受死了。所以，不是你的問題。是它們（或者切確地說，是

18出自《邱吉爾的黑狗：憂鬱症及人類心靈的其他現象》。邱吉爾長期飽受憂鬱症所苦，並稱憂鬱為「黑狗」。

它）的問題。當然，沒人會認為真的有一隻看不見的狗圍繞在四周，然而，這些抽象的概念阻礙了我們繼續前進、解決問題。當我觀照自己感覺，我不會把我的憂鬱跟我對自己的看法聯想在一塊兒。我幹嘛要？我既聰慧又迷人，即使有一點兒害羞，卻是和藹並親切。我沒有鬱鬱寡歡。我沒有焦躁不安。我才沒有那麼平凡、那麼想不開。那些不可能是我，它們不是我。

但它們就是我了。從我十三歲到十五歲，然後十七歲正式邁入二十歲，它們始終是我，就像我的聰明才智、我的熱愛閱讀、我的有話直說，全都是我。是，我得了精神疾病，雖然並非經常發作，但始終是我不可切割的一部分。沒有黑狗，沒有邪惡的力量。是我，都是我。

然而，這並不意味著我逃避自己的精神疾病，不肯正視，是我在學校得不到幫助的唯一理由。我沒有尋求協助，是因為我看不出來這樣做有何好處。當然，還有許多原因。詞不達意是原因之一。基本上，這跟我一心認定的被害者心態有關。我不知道如何正確表達自己的感覺或感受。我用自殘來發洩這種挫敗，卻因此掉入了自我憎恨的惡性循環，到最後還是什麼都解決不了。不僅如此，為了隱藏身上的傷疤，我變得更退縮、更封閉，更不願意開口聊自己，直到我變成一只緊閉的蚌殼，唯一跟外界的聯繫是小聲播放著史密斯樂團歌曲的廉價耳機。「我需要幫助。」我壓根就沒想到自己可以發出這樣的訊號。不過，就算我**想**，我也說不出自己需要**怎樣**的幫助吧。

如今，我接觸精神醫療已有十年，我當然知道當我需要協助的時候該如何開口，也能理直氣壯地面對故意刁難的醫生。可在學校，我並不是如此。我非常、非常的害羞，曾經有一位醫生告訴我，我所經歷的不過是青少年必經的磨練和困擾，於是我只好閉上嘴巴，並不再尋求協助。

某位老師從同學那裡知道我有自殘的傾向，有一次（就那麼一次）他把我叫到一旁，勸我別再那樣。「妳可不想結婚的時候穿不了婚紗，對吧？」他已經竭盡所能在開導我（的確，女孩都想要有個漂漂亮亮的婚禮），卻一點幫助也沒有。他不再提供任何的協助；而我也沒再開口。

不過，這不代表你不應該找別人談；你必須要，絕對要。我的情況比較特殊，但不代表所有人都如此。有個姊妹淘告訴我她的英文老師幫助她克服了飲食疾患的問題，她們到現在都還保持著聯絡。她求救了，並真的得救了；她得到她需要的協助，至今仍過著健康、快樂的人生。

如何向你的老師尋求協助

「你應該要尋求協助！」這話說起來輕鬆，要做卻需要很大的勇氣。你一定會很害怕、覺得手足無措，不知道該說什麼或做什麼，更別說知道自己需要怎樣的協助。有時無形的莫名的恐懼會阻礙你向別人伸手，可要把這些恐懼具體化又有困難。儘管如此，還是有一些訣竅可以讓你安心向別人尋求協助。

• 用知識武裝自己，懂得越多越好

這句話我已經強調很多遍，我猜你已經快聽膩了。不過，這也顯得它是至理名言，所以我才會說了又說（通常我不會把話講得這麼滿）。盡可能增進自己的知識，這點非常重要。如果你能具體描述自己的感覺，把它寫下來。不妨做成一張表。你覺得自己很難入睡？或是睡得太多？把它寫下來。你的食欲可有明顯的改變？把它寫下來。針對看醫生我給的建議（見頁三九），在這裡同樣適用，請一併參考。

• 練習好要怎麼講

如果你覺得自己會緊張（像我一樣），請事先演練一下。如果你有信任的朋友，就

試著對他們講講看。如果你覺得跟朋友討論會不自在，那麼也可以寫下來，自己對著鏡子練習。是啦，你可能覺得這樣做很蠢，但總比你去到現場手足無措、腦袋一片空白得好。正式上場的時候你可能會啪啦啪啦地脫口而出，事先想好的優美措辭一句也用不上，但至少你有勇氣把話講完，對吧？

• 記住他們都很願意幫助你

身為老師，不只是盯著學生的功課，督促他們準備考試而已，他更應該做的是提供年輕人一個健康、安全、舒適的環境，讓他們得以成長茁壯。關心學生身體和心靈的健康，也是他們的工作。當我的老師試圖開導我，要我替結婚那天想想時，其實他是在關心我，雖然他的方法錯了。我相信絕大多數的老師都很樂意幫助你，不管你有多害怕找他們談。

這又帶出了另外一個問題：你的老師該不該把你的問題告訴別人？我的老師問我可不可以打電話給我的父母，把我告訴他的轉述給他們聽。我說可以，但他並沒有付諸行動。我想，其他人的經驗可能不同。我一位當老師的朋友告訴我，當學生有憂鬱傾向尋求師長的協助時，通常都會通知他的父母並啟動相關輔導機制，但這指的是通常，並不是一定要。「我有學生告訴我他很憂鬱，可他的父母並不知情。要不要把這訊息傳遞出去，他還是可以自己決定。」他說。

但，如果是自殘或自殺，情況就有所不同了。法律規定，當學生有可能造成自己或他人的立即危險時，師長必須通報校園安全維護網的相關人員（各處室主任、校長或輔導老師）。所以，如果你有自殘或自殺的傾向，那麼為了你自身的安全著想，這個資訊恐怕得通報上去。

我的朋友也從老師的觀點，給了我一些實用的建議，如下：

• 選擇適當的時機

如果你太緊張，沒辦法正經八百地上輔導室去談，或許可以問問你的老師可不可以下課留下來在教室裡談。這可以讓你有一個比較安全自在的空間談談你的心理問題，而且也不會有人知道你要跟老師談些什麼。如果有人問，你大可告訴他們你有課業的問題要請教老師或是你看不懂老師在作業上寫的評語，你不用據實以告，除非你願意。

• 記住你很特別卻又不那麼特別

老師肯定處理過類似的問題，在處理的過程中，他們肯定需要你的協助。不過，一個優秀的老師應該知道每個人的情形都不一樣，所以處理的方法也該因人而異。

如果他們處理得不錯，肯定會詢問你更多有關你情緒的細節。獲得足夠的資訊，他們才能幫你一一把問題給解決了。

• 多試幾次又何妨

如果你跟某個老師講了，可他幫不了或不想幫你，那你就再找下一個！繼續尋找，直到你找到能理解且願意幫你的人。

• 趁早說出來

我的朋友舉例，說他有個學生因為很怕上台報告，所以一整個禮拜都藉口不去上課。如果這便是問題的癥結，你的心理狀態會影響你的課業表現，他建議你應該早點讓你的老師知道，這樣他們才能幫你一起解決。他們可能會想出對策化解你的焦慮，或是讓你用其他方法把分數補回來。

這點也適用在考試。在英國，考試委員會通常會對有精神疾病的學生給予特別的通融，或是學校方面會採取措施，盡量簡化考試的流程。你可能不需要較長的作答時間（這項優惠通常是給有特殊學習需求的學生，而非有情緒困擾的學生），不過你還是可以提出申請，又或者你可以要求獨自到小房間作答，如果你真的很緊張。

大學——初級生存指南

我真的以為大學會有所不同。我以為一上大學我就會神奇地恢復正常，變成心目中理想的那種人：不但是個傾國傾城的美女，還是個思想深刻的哲學家。幽默風趣、妙語如珠，不管是留著瀏海的歐洲妹還是戴著眼鏡的帥哥全都拜倒在我的石榴裙下。而儘管我的社交生活如此多采多姿，我的自我提升計畫如此密集忙碌，我還是可以順利畢業。

然而，真實的情況是我頭一年精神病就發作了，每天我都把自己灌醉，然後接下來的三年，我躲在自己的公寓裡，怕到不敢出門。大學激化了我的精神疾病，而且變得更嚴重、更可怕。我不知道自己在幹嘛。我沒去考試，沒去上課，不願見任何人。再沒有比「崩潰」更好的字眼來形容那五年，因為我整個人真的徹底崩壞了，就像排氣管不斷噴出廢氣的老舊汽車，怎樣發都發不動。

當然，這不是所有人的大學。每個人在準備課業、參加考試、談戀愛或單純過日子時所遇到的挑戰都不一樣。有時候你甚至要上了大學，才發現原來自己有精神疾病。我的心理問題，雖然已經行之有年，卻在上了大學之後出現截然不同的發展。對我而言，它是全新的、捉摸不定的。我知道我有憂鬱的傾向，但直到我上了大學後，才出現躁症發作。

由於之前在學校我一直受到排擠，所以，在我看來，大學似乎是個重新開始的好地方。我有一些討人喜歡的特質：我善解人意、我幽默風趣、我聰明機智。我當然得好好發揮這些特質，來個徹底的改頭換面。我再也不想呆頭呆腦、手足無措地過一輩子了。我很快就發現自己已非昔日的吳下阿蒙，但當下我沒明白過來的是，如果你想要別人喜歡你——**真的**喜歡你，最好的方法就是做你自己。當然，不可能所有人都喜歡你，這不是重點。真正喜歡你的人，喜歡的是你的善良、你的獨一無二、你的氣質、你看書的品味，還有你偏著頭、欲言又止的呆萌模樣。那時我不懂這些。「做你自己」在我看來，不過是句老掉牙的廢話，甚至是句笑話。

改變形象似乎是個不錯的主意——之前的那個不怎樣的，何不換上一個新的？沒有人知道我以前在中學是什麼模樣；沒有人知道我的髮型很糟，我在聚友網的私人帳號是「/ilovestephenfry」。我會變成一個很酷的女生，幽默風趣，高高在上，重點是，我會非常、非常受歡迎。

我很敬業地把頭髮染成了金黃色，還添置了一堆新行頭——其他女孩都這樣穿，我徹底跟從前用來隱藏自己的馬汀大夫鞋和搖滾T恤說掰掰（這樣做並沒有錯。熱衷上健身房練馬甲線，打扮得性感撩人怎麼會有錯？除非那不是真實的我）。我不再聽我喜歡的音樂，變得從眾媚俗。這意味著我不再為了酷兒政策和女性主義與別人爭吵。不，不僅如此，我還非常**乖巧聽話**，**默許**他們所有的行為。我**管好自己**，展現高度的**自制力**，雖然因此變得更加卑微，卻也更討人喜歡。

最大的改變是，我開始出去玩，頻繁出去玩。

有很多事是害羞的人不喜歡的：人群、聊天，和有點熟又不太熟的朋友搭乘同一部電梯。而高居此一名單榜首的困擾莫過於社交了。

社交、和人打交道是內向者最大的困擾。它很無聊，吃力不討好——通常如此。你必須跟不熟的人、壓根不喜歡的人天南地北地閒聊。你被迫要表現出開心、喜悅、有興趣的樣子。你患得患失，一方面你希望別人喜歡你，可你又覺得他們不怎麼喜歡你。你說錯話，痛苦地感到談話的對象正在敷衍你，跟你打哈哈。這讓你覺得自己微不足道，但也允諾你只要挨過這些，你就可以得到你想要的：受歡迎。

我十八歲時非常害羞，超級害羞。由於我早讀一年，所以當我上大學時，我正好滿十八歲。跟我同年級的小孩已經在外面玩了一整年——上俱樂部、夜店、酒吧喝酒，偏偏我膽子小，不敢虛報年齡，只好窩在最要好的朋友家裡廝混，因此「出去玩」這檔子事對我來說非常具有吸引力。當然，「出去玩」算是大學新鮮人的必修學分。我心想，玩得好，從此我的社交生活將一帆風順。玩不好，我又要做回五年前那個沒有朋友的傻妞。所以，玩好、玩滿，顯然非常、非常重要。

迎新週真的是超級刺激。認識新的朋友，適應新的環境，第一次獨自在外面居住。再加上天天買醉，偶爾嗑藥什麼的，很容易讓自己陷入前所未有的混亂或心靈風暴。

我從迎新週開始喝酒，以前所未有的方式喝酒。以前我喝得再醉，頂多就是像我第一次喝酒那樣：除夕夜在最要好朋友的家裡，喝兩大杯蛋酒、三杯香檳，以及好幾口巧克力伏特加，然後我當場就吐了。當然，我沒吐在馬桶，而是吐在水槽、洗衣籃、床上還有地板上。好傢伙，真是有夠嗆的。

大學引領我認識嘔吐的微妙差別，帶給我全新的體驗——幸好我大都吐在馬桶裡，不過，一天三次未免也太折騰了。首先，一陣噁心感會在早上六點鐘侵襲我，於是我跌跌撞撞走進浴室，開始吐了起來。口乾舌燥加上頭暈目眩，我重新躺回床上直到中午時分，然後我會吃個三明治，再吐出來（運氣好的話，我少喝一點，便可省掉中午那次）。最後一次通常發生在晚上，我從外面玩回來的時候；如果那天運氣特別背，我可能還沒離開酒吧或夜店就已經開始吐了。偶爾，我會故意讓自己吐——好比出門前如果我覺得不太舒服，我就會進行催吐。對我來說，這是令人欣喜的大突破，二〇一〇年代初期我甚至還得意洋洋地幫它取了個名字叫「策略性的嘔吐」。因為吐完後我便可以去刷牙，嘔吐物的味道不會殘留在我口中，剩下的一整個晚上我大可放膽地繼續喝下去。

有時我甚至一整天都在喝：一早便以蘋果酒（解宿醉的酒，號稱以毒攻毒）揭開了序幕。漸漸地我的酒癮越來越大：午飯配琴湯尼，午覺前再來一杯。通常我還沒出門就已經喝醉了。一杯杯濃烈的伏特加調酒、一整瓶紅酒……。隨著情況越來越嚴重，喝酒的儀式變得非常私人。我不再光臨宿舍的公共廚房。我一定得喝，且要喝得快、狠、準。我專挑烈酒，冰塊、檸檬水一律不加，調酒？閃邊去吧！對我來說喝酒不再是樂趣，只是為了要喝醉。為了維持這快樂開朗的形象，我付出了慘痛的代價。我唯一覺得舒服的時候就是喝醉。其實，我痛恨所有的社交禮儀：打扮得美美的，跟不認識的人攀談。這樣做有何意義？都是假的，我也是假的。個性中美好的那一部分，已經隨著我的馬汀大頭鞋遠去。

我猜那段時間我肯定讓人很受不了。我的舉止毫無疑問非常詭異——沒有最怪，只有更怪：從不離開自己的房間，只在半夜三點使用公共廚房，凌晨四點還掛在臉書上貼自己的醜怪照片。別人可能覺得我是個惡夢，但跟其他樓友住在一起，對我而言又何嘗不是惡夢？我不斷受到批判，到最後他們終於受不了，請我自己搬走。我不怪他們，真的；有誰十九歲的時候就知道要怎樣跟那樣的瘋子相處呢？

聖誕節過後我回到學校，就在此時，我的狂躁達到了極致。那是我第一次躁症發作，我以前從未經歷，根本不知道發生了什麼事。我強迫自己去上課、作筆記，事後複習時卻發現自己完全看不懂。不誇張，我一天會發好幾百則貼文，跟名人還有普羅大眾在線上聊天，鉅細靡遺記錄自己的生活瑣事。我只有在感到腳麻頭痛，或有人走進我住的那棟房子的庭院時才會登出。我還把每首聽過的歌都貼上去，包括我對樓友的看法、我選的課、我自己、我男朋友，全都赤裸裸呈現在人數不斷竄升、可能被嚇到的網友面前。我沒有想過要過濾自己的思想，因為不把它們貼出來我會死。那是一種強迫症。到現在還有人問我：五萬則貼文是怎麼辦到的——你知道為什麼了。

當我精神病發作時，我**感受**不到任何徵兆；一切似乎都很正常。現在我長大了，當我覺得自己又快有妄想時，就趕快私訊我最要好的朋友：「我覺得自己不太對勁。」但我也不是經常這麼做啦。精神病發作讓我覺得不太舒服，有點心煩意亂，卻又說不出來哪裡怪怪的。第一次躁症發作的我，當然不具備那樣的警覺性；我根本想不出字眼去解釋自己有多混亂。

在狂躁的推波助瀾下，我的行為舉止變得更加怪異。然後，我終於迎來了不可避免的毀滅——出現自殺傾向！這個念頭我已經興起了不下數萬次，還真是求仁得仁呀。我開始認真傷害自己，赤裸裸把傷疤秀給目瞪口呆的觀眾看，好像他們的反應和看見等於承認了我的痛苦，可以因此稍微減輕似地。

最嚴重的那次，我拿刀子劃傷了整條手臂（從手腕到肩膀），導致我必須走出門向隔壁房的室友求救。沒有人在家，我只好扶著走廊的牆壁一步一步慢慢走，直到不支倒地。好不容易終於有人回來了，她看到我渾身是血、一臉痛苦躺在地上，竟只是跨過我的身體，退回自己的房間，把門鎖上。

人類的同情心不能、也不應該濫用；當你被逼急的時候，你根本不需要為他人的混帳行為找藉口。但即使我經常把別人逼到極限，我也沒辦法原諒那樣的行為。我知道自已不是很好相處；我知道看到活潑外向的室友突然發神經、搞自閉，是很困擾的一件事——那可不是有點恐怖而已。遇到那樣的事，尤其是生平第一次遇到，真的很嚇人。這也是為什麼人們總是說錯話，為什麼他們沒辦法理解你就是「振作不起來」，為什麼他們給你忠告要你想開一點的理由。當然，不是每個人都這樣。也有人很瞭解狀況，說出的話都很專業，總是給你最好、最有力的支持。但，很少有人這樣——包括我在內。大部分的人都像我的室友那樣。

事後回想起來，我還真不知道該給你怎樣的建議。也許「慎選室友」以後有用，但在大學卻完全派不上用場，因為大一生活的快樂與否取決於你的籤運好不好。「置之不理」好像也很有道理，但置之不理太傷人了，一再忍耐也太壓抑了。這件事糾纏了我五年，我總會不經意想起，在莫名其妙、亂七八糟的時候——比如說晚上，快睡著的時候，或者坐公車、工作的時候，有一次更誇張，在做愛的時候。都說傷疤總有一天會好，久而久之也就沒那麼痛了。但這個不是。我到現在都還不敢相信。對我而言，這光怪陸離又不可思議。原以為只有小說裡才會出現的情節竟然真的發生了。她不可能就這麼**從我身上跨過去**吧！？事情不可能像我事後回想的那樣！？但這就是了。

她可能早就不記得了。我懷疑這件事在她心裡可曾留下半點陰影。我希望如果她還記得，或碰巧讀到這本書想起來的話，她能為自己當初的行為感到羞愧。叫救護車，找其他人幫忙，或只是蹲下來問一句：「妳還好嗎？」有那麼困難嗎？雖然問我好不好一點意義也沒有，但至少她做了點**什麼**。就算一個手勢、一個輕輕的點頭，都表示她看到我了，她知道我需要協助。可她什麼都沒做。在我的眼裡——在當時的我的眼裡，那是不可原諒的。

我沒辦法講清楚大學發生了什麼讓我徹底迷失心智。酒精沒有幫助。雖然現在我的酒量很好，但當初那真的是我的初體驗，照理說應該會有用才對。白天睡覺、晚上熬夜顯然是原因之一。課業、考試還有社交的壓力——我一心嚮往的完美大學生活，沉重地壓在我身上。

然而，主要還是我自己的問題，我不知道該怎麼做或怎麼想。中學的時候，我還能把焦點從自己身上挪開，畢竟有那麼多課要上、作業要寫，忙都忙死了。但大學，我不再有這些來填補我的生活，我有大把的時間可以自由探索、發揮所長。但自由意味著你得管理你自己；你得單獨活在自己的世界裡，好幾個小時或好幾天不等。並非我不知道該怎麼獨立生活或與人相處——我的問題在於我不知道該怎麼跟自己相處。

***

所以，看到沒？事情就是那麼容易搞砸，你要怎樣才能導正呢？或至少別像我搞得那麼糟呢？

• 記住你不是非喝不可

桌上堆滿紙牌、空酒瓶，一群年輕人嬉鬧著，私底下盤算著要怎樣才能讓別人對自己留下深刻的印象，乃迎新週最常出現的經典畫面之一。大學必修的課程飲酒遊戲，花樣繁多，目的都在於讓你盡可能盡快喝醉，並讓你因此在剛認識的朋友面前出盡洋相。我相信它們有一定的作用和功能，雖然我看不太出來。

重點是，酒精對心理健康有嚴重的影響。它會惡化憂鬱的傾向，讓狂躁的情緒更加嚴重，宿醉會引發焦慮症發作，當昨晚說過的蠢話不斷在腦海裡重複播放時，那感覺就好像有人正掐著你的心臟。如果你知道酒精會對你造成這樣的影響：一整個禮拜吃不好、睡不好，身心靈飽受摧殘的話，你應該就**不會覺得你非喝不可了**。

不能喝酒的理由有千百種，如果你真的不想跟別人解釋那麼多（我可以理解），你多的是藉口可以避開別人的勸酒。你可以告訴他們你正在服抗生素，不能喝酒，又或者你明天一早有一場很重要的面試。告訴別人你不太舒服，或是偷偷把酒精濃度調淡一點；如果你是在酒吧，就改喝可樂或檸檬水——反正看起來都一樣，誰知道裡面裝的是琴酒還是伏特加？

你也可以指定一個禮拜的哪幾天是無酒日。一上大學就成了酒鬼，通常不是因為你喜歡這樣的生活，而是因為你看別人這樣做，於是你也就跟著做了，好像每天喝個十單位[19]是大家心照不宣的潛規則。因此，不是只有晚上出去喝才叫做喝；夜深人靜時的「小酌」，下課後的來一杯，或出門前打底的在家飲（pre-drinks）都算是喝。試著改掉這種沒事喝酒的習慣。你可能**覺得**這些都不算喝酒，「喝酒」應該更豪邁一點，真正的「喝酒」是猛灌一堆五顏六色的雞尾酒，直到喝趴喝掛為止。但不管你怎麼算，喝了就是喝了，酒精同樣進到你的肚子裡，所以，如果你真的沒辦法避開晚上的派對，那麼就從減少平日的飲酒量做起。上完課後別喝啤酒改喝可樂；一個人窩在房間裡看網飛的時候不要喝到四杯，喝一杯就好。

• 跟朋友和家人保持聯絡

當你第一天搬進大學宿舍的時候，你可能很開心，因為你的樓友表現得一點都不機車，他們看起來都很友善，肯定不會趁你睡覺時謀殺你，或趁你不注意時從櫥櫃「借走」食物。這實在太神奇了！**看樣子**你可以跟他們打好關係，就此建立長長久久的友誼，成為一輩子的好朋友。你實在很難想像，這些新交的朋友後來會變得那麼刻薄，而你所期待的友誼一直到你畢業為止都沒有出現。是啦，你確實認識了很多人，但你們之間的關係是膚淺的，是互相利用的，遠不如真正的友情來得穩固。因此，跟這些人討論你的心理問題實在不是什麼明智之舉。

或許你自己也覺得心理有問題是件丟臉的事——會把潛在的朋友給嚇跑。不會的，真的。我們都知道這個道理。不過，上了大學後我才發現要擺脫這種想法很難，所以我不曾跟別人提起過。

所以，記得跟既存的朋友還有家人保持聯絡，不管你有多忙或多麼被新「朋友」、新生活所吸引。跟他們聊聊你的感覺：你的小尷尬，你的大混亂，你情緒的高低起伏。

---

19 英國酒精單位數的換算方法：容量（毫升）×酒精濃度×十％＝酒精單位數。例如：酒精濃度五％的啤酒三〇〇毫升，經換算後為一．五單位。

約定某日某時固定打電話。這樣你才能把最新的近況告訴他們，並有一件事情可以期待。Skype、臉書的聊天室還有 WhatsApp，這些工具都很便於你和家人、朋友保持聯繫，讓他們知道你過得**很好**。知道永遠有人在背後支持你——不管相隔多遠，非常重要；這會讓你的大學生活順利許多。

• 並不是每個人的大學經驗都相同

也許你的朋友喜歡他的大學生活；也許你的哥哥、姊姊在大學混得很不錯。也許他們參加了社團，每晚都出去狂歡；他們跟第一年抽籤的室友同住到畢業，到現在都還保持著聯絡。但這不意味著你也會有、或必須要有相同的經驗。

不管有沒有精神疾病，每個人的大學經驗都不一樣。我們被灌輸了不切實際的幻想，以為大學是個超級有趣的地方，裡面的人都過得多采多姿，但對大多數人而言事實並非如此。大多數人都超**討厭大學**的。

好像如果你沒有每天晚上出去喝酒你就輸了，你就是虛度光陰了。殊不知，找到自己喜歡的事並且去做，這才比較重要。誰在乎別人在忙些什麼？開心、自在做自己，將帶給你人生最單純的喜悅和樂趣；醒悟要趁早。

如何學會獨立生活

也許大學對我來說最可怕的部分，莫過於初次離家獨自生活。就像許多初體驗一樣，獨立生活這件事是大家最喜歡開的玩笑之一。像「你一個大學生竟然連開水都不會煮？」或「你是不是還把髒衣服拿回家給老媽洗啊？」這些無傷大雅的嘲諷句句都戳中我的痛處，因為它清楚道出了獨自在外生活的我有多邋遢、多無能。

從小我並沒有特別被嬌生慣養；我出身於小康家庭，也得要分擔家事，甚至在離家前還打工過。我會煮飯——不是每天煮，但偶爾我會煮幾樣拿手小菜跟我媽分享。我的房間一向非常整潔。這絕非我標準太低，跟我朋友那堆滿髒碗盤、髒衣服的房間比較起來，我的乾淨多了。雖然還不到模範生等級，但老實說，我心裡還蠻自豪的。

所以，我沒有想到上大學後我會有那麼大的轉變，實在太令人吃驚了。剛開始一切都很ＯＫ。我一個禮拜至少會煮三次飯，雖然每次都是通心粉、鮪魚、起司三種材料炒在一起，但至少我煮了。我把房間維持得非常整齊，我的衣服是乾淨的，我的床鋪是清爽的。

然後，憂鬱症發作了。

就像你在自我照護那一章所看到的，當我很沮喪時，我提不起力氣做家事。當我很沮喪時，我做不了任何事。在大學時更是如此。用過的碗盤高高疊起，我的被單也一直沒換。衣櫃裡塞滿了髒衣服和髒布鞋，我卻沒辦法上洗衣店（位在另一棟小建築裡，從我宿舍過去至少要三分鐘）。到最後我乾脆拿來洗衣粉和水壺，在洗手台手洗自己的衣服。洗完後我並沒有像其他室友一樣把衣服烘乾（正常人通常會這樣做），而是掛在我房門後面，用吹風機吹乾。我心想，我**果然**是個天才。別人肯定想不出**這種方法**！但事後證明我並不是，真的、真的不是。

當情況越是混亂，你就越難動手整理，到最後你只能等著被垃圾淹沒。因此，以下是一些獨立生活的小技巧，我將告訴你如何處理越積越多的東西。

- **離家前就開始練習**

有些事是可以預先準備，比方說煮飯。學做幾樣可以當主食的菜，像是咖哩、快炒、歐姆蛋和義大利麵。這些菜除了食材便宜，還可以煮得很健康，洗最少的盤子。把整理房間、洗衣服、煮飯變成每天的例行公事，離家前就做好練習，養成習慣！

• 訂定並達成簡單的家事目標

千萬別學我，非得等東西堆到不可收拾了才要整理。如果可以，在你憂鬱症發作之前，或在你還有力氣、還沒被病魔擊倒之前，先做一些小小的安排。把打掃變成習慣，對自己嚴格一點。每天都摺被子。每隔一天用漂白水沖洗馬桶。買一個洗衣籃，把脫下的髒衣服放到裡面，而不是扔在地上。根據倫敦大學學院（University College London）的研究，養成一個習慣大概需六十六天——這點就長遠來看，根本不算什麼。

養成習慣的過程可能很漫長、很無聊，可能讓你覺得有點累、有點煩，但這是正常的。比起一次刷洗一大堆碗盤，打掃發霉發臭的廁所，清洗噁爛的床單，這應該輕鬆多了吧？

• 事先想好替代方案

不知怎的，東西就是越堆越多；當你極度沮喪時，你就是沒辦法行動。就算那樣也**沒有關係**。但是，如果你能針對最大的困難先想好對策，那處理起來將容易許多。

如果洗碗對你來說是個大問題，那就用紙餐具吧。鋪一層錫箔紙在烤盤上，這樣就不用每次煮完都要清洗了。如果有需要，也可以買熟食或調理包；現在很多超市都會賣相當健康且便宜的微波食品，連冷凍蔬菜都有，買回來加熱就可以吃了。多的是替代方案可以幫助你解決生活的大小問題。未雨綢繆，在你需要用到之前先把方法想好。

• 儲備物資、存糧

在上大學之前或一抵達宿舍，就馬上儲備好需要用到的物品。我發現我都在凌晨三點突然想要大掃除或整理房間，這時如果沒有工具，那就什麼都別談了。我只能繼續躺回去，等下次再有動力恐怕是好幾個星期後。

有許多網站會針對學生必備物品列出一長串清單，有空搜尋一下，看有沒有什麼是你可以事先儲備的。當你憂鬱的時候，你可能不需要切披薩的刀或煮水波蛋的鍋，但其他的生活必需品，譬如說漂白水、海綿還有調理包，在你情緒開始低落時，真的非常有用。

• 管好你的錢包

這很重要。我第一次背負大筆（一**大筆**）債務是在我上大學的時候，我花了好幾年的時間才還完。這種事很可能急速失控，不管你是抑鬱還是狂躁，因為買東西似乎可以讓你開心一點，而當你躁症最嚴重的時候，你根本抗拒不了購物的衝動。

雖然這是最無趣的建議，卻可能是最重要的。擬定一週預算（確定你打算花多少錢在食物、酒水、交通、衣服或其他什麼東西上頭），並嚴格遵守，或至少記一下帳，知道錢花到哪裡去了。當你想要留住錢的時候，這麼做有立竿見影的效果。

• 想辦法通過考試

當尼采說「時間本身是個圓」時，我很肯定他說的不是宇宙周而復始的現象，而是一場場不可避免的考試。從我十歲到二十二歲，每年春假和暑假都有一場重要考試，簡直是疲勞轟炸，完全無法單純快樂地享有假期。想和朋友出去玩？很抱歉，六個月後你得參加GCSE考試[20]。參加派對？太不巧了，A－Level[21]就要來了。聖誕假期是很美好，但你不用複習嗎？還是你打算放棄期末考，來個徹底的解放？什麼夢想、希望、前途的全當它是個屁？耶！很好。但你很快就會自食惡果，我勸你最好趁早打消這個念頭。

20 GCSE（General Certificate of Secondary Education），中等教育普通證書，於中學畢業前進行考試。
21 A－Level（Advanced Level），普通教育高級程度證書，高中畢業前進行考試，考試成績為申請大學的依據。

沒有人喜歡考試，特別是當你有精神疾病，這種不喜歡會變得更加嚴重和無法忍受。如果我正值憂鬱症發作，我根本不可能把試考好。因為我會一整天昏昏欲睡、精神很差，拿不出力氣複習功課；但如果我正值躁期，我又會變得自信心過剩，看不起這些考試，以為自己都準備好了。因此，我考試要過存在著很大的變數，大部分得看運氣。在我考GCSE的時候，正好憂鬱症發作，我表現失常，考出非常爛的成績；不過，高中那兩年我已經開始服藥，控制得還不錯，所以應付起考試來還算游刃有餘。等上了大學後，我的病情又變得非常不穩定。大學的第一年，在我最嚴重的時候，我根本沒在念書，完全沒有準備就去參加科學哲學的考試，結果你猜怎麼著？我寫了整整八頁的伍迪艾倫，可他的電影我連一部也沒看過。那次的考試當然沒過。之後，為了取得學位，我奮力一搏，好不容易才在最後一次補考低空飛過。說起那段過程，那是一連串的挫折；我一直覺得自己很聰明，也一直很勤奮用心學習，不過，我的心理問題總是一再妨礙我，千方百計阻攔我。就像我前面所說，我多麼希望在求學的階段能獲得一些支持或建議，尤其是在準備考試的時候。

我不會跟你說考試一點都不重要——你看，我考得不怎麼樣，我的人生還不是照樣過得好好的？但我想我的特殊經歷應該可以讓你不那麼害怕表現失常。不管是

GCSE、A－Level，還是大學的畢業考，你都可以從我的失敗中記取教訓，避免重蹈覆轍。以下便是一些能讓你順利通過考試的小技巧。

• 想開一點

是，沒錯，我知道我剛說了我不會告訴你考試一點都不重要，但這是我的書，我隨時都可以推翻自己的說法。事實證明，考試**挺重要的**。它們是上好大學、找到好工作的敲門磚，又或許你的家人指望你出人頭地，你的未來全靠它了。所以，考試、其實、挺、重要的。如果考試一點都不重要的話，你幹嘛那麼在乎？幹嘛拚死拚活準備？但很重要並不代表考試就是**全世界**。一次考試沒過或是成績不盡理想，那感覺真的很糟糕。天呀，簡直糟糕透頂。但你還是得振作起來、往前看不是？也許你可以重新調整讀書計畫，也許你可以再考一次。又也許你會發現，原來我的專長不在這邊，應該換個科目準備。反正，你就是不能被打敗。船到橋頭自然直，沒有什麼過不去的難關。

• 未雨綢繆，做好長遠的準備

你是不是經常聽別人這樣說：「我三個月前就開始準備了吧？可我還是什麼都不

會，肯定考不過的啦。」明明整天都泡在圖書館裡，比任何人都還要提早複習好嗎？別理那些傢伙。又或者你可以從他們身上得到一些啟發？

如果你知道你有可能會發病，請事先做好準備。先把抽認卡或筆記做起來。趁狀況還行的時候整理上課筆記。把重點大聲唸出來並錄音下來，這樣當你狀況很差沒辦法閱讀的時候就可以用聽的。也許做這些會讓你覺得很繁瑣、很浪費時間，但當你沒辦法好好運作時，你就知道這有多好用了。

不僅如此，準備還有助於舒緩考前的焦慮。大學校園通常很大，容易迷路，因此，請先確認在哪間教室考試，去看一下考場。我們經常糾結在一些小事上，譬如說：「我來不來得及參加考試？」而不是「我考不考得過？」這類真正令人擔心的大事上。所以，知道你該怎麼走，要走多遠才會到達那裡可以減輕一些不必要的焦慮。同時，在考季來臨之前，確認你已經準備好所有的應考工具：計算機、鉛筆、鋼筆等等。先買起來，好好保管，直到考完為止。

- **讓別人知道你需要協助**

就像前面已經討論過的，我們很難主動開口求助。該怎麼說，什麼時候說，要說什麼——這一道道都是難題。但讓別人知道此刻或未來的你需要協助，是非常重要的事。告訴你的老師或教授你正在跟精神疾病奮戰。告訴你的醫生你打算參加考試。

許多中學和大學都會把這點考量進去，特別是大學，在舉辦考試時會有很大的彈性。校園輔導[22]也許不是那麼健全（很多時候所提供的照顧是不夠的），但至少能讓你有一個喘息的機會，讓你對參加考試覺得沒那麼恐慌。

你也可以透過大學的保健中心尋求諮商，許多大學都設有夜間求助熱線，當你心情沮喪或壓力太大時不妨打打電話。接聽電話的人都是訓練有素的專業人員，他們肯定能給你一些具體、有用的建議，讓你安然度過考季。

聯絡你的學生福利團隊，有的會開放給全校學生，有的則只針對各系所或各宿舍的學生提供服務，很多都有線上諮詢的功能，這點非常重要，代表你可以在線上與他們聯繫。當然，你也可以親自去拜訪他們，相信他們肯定能給你正確的方向，不管是壓力控管、飲食調整或各方面等等。

22原文為「Pastoral support」，來自「Pastoral Care」，直譯為「教牧關懷」，原為宗教活動中牧師或主教給予教民精神上的關心與幫助，如今在英國泛指學校除課業以外對學生的關懷，旨在照顧學生的身心健康。

‧補考是你的好朋友

只要你通過GCSE，接下來的日子就不用愁了，補考將成為你最好的朋友。A—Level可以補考；大學的畢業考也可以補考。你甚至可以補考一整年或回到大學把任一年級的考試重考一次。所以，你不是一試定終身喔。把它想成試車如何？你可能會比別人多花一點時間，但又有什麼關係？我媽常說：「人生又不是在賽跑。」雖然這聽起來有點阿Q，有點鴕鳥心態，但她還真是說對了。我花了很長的時間才完成大學學業——就我所知比任何人都多，但如果我一直放任自己的病發展下去，現在的我不可能是這個樣子。

‧列一張放鬆技巧清單

談到這裡，很多人會表示懷疑，但它真的有用。考試會讓人非常緊張，就連平常很鎮定的人也會亂了方寸，不論是他是否有焦慮症，因此，事先想好各種放鬆技巧，真的非常重要。有呼吸練習、漸進式的肌肉放鬆法，還有其他許多技巧可供參考，請詳見頁二六四至二六五。

• 給自己喘息的時間

我們通常會覺得在準備考試的時候一分一秒都不能浪費。這是不對的。時間到了就要休息（看個人，可能是休息幾小時或幾天），讓壓力徹底釋放，把讀書的事放到一旁。不要整天坐著，站起來做一些簡單的自我護理：沖個澡、出門去買些好吃的東西、洗把臉，或乾脆耍廢一天躺在床上。別把自己逼得太緊，讓自己超出負荷，因為憂鬱、焦慮或更糟的情形通常都是這樣來的。總之一句話：善待自己。

以上所講不是萬靈丹。當然，要通過考試還是得靠你自身的努力和不斷的複習。基本上，這些方法不算什麼新鮮的創舉——「做抽認卡幫助記憶」可能很難讓你躍躍欲試，但確實有用。

＊＊＊

在回鍋三次後，我終於順利從大學畢業。我努力維持正常作息，走在軌道上。雖然真的非常困難，但我做到了。這不是我要的大學生活。在我的想像中，我應該以優異的成績畢業，結交一群知心好友，留下一大堆刺激、快樂、美好的回憶，這一切並沒有發生。但，其實也沒那麼重要。

重點是我克服了抑鬱狂躁，度過了我人生最黑暗、最痛苦的時期，還得到了個不錯的學位。成績是哪個等級[23]並不重要，以前不重要，以後也不重要。自從我畢業後，再也沒人問過我的學位等級。但對我而言，它的意義十分重大。不是我自我感覺良好，我從來沒有像最後一天考完試後那麼的驕傲。我終於跑到了終點。不管我是用什麼方法跑到，中間繞了多少遠路，經歷了多少波折，我還是跑到了；我所抵達的終點跟別人並沒有不同。

但同時我也瞭解到，這一切是如此的微不足道。當然，我很高興完成了學業，但主要還是因為我向自己證明了一些事，而不是我終於拿到了學位。我證明了即使青春期憂鬱症發作，大學遭遇了那許多挫折，我的精神疾病依舊不能阻止我做我想做的事。

23 英國的大學學位等級分為五等，由高至低為一等、二等一級、二等二級、三等與普通。

5. 自殘與自殺

這個章節是關於自殘與自殺的細部探討。如果閱讀這些內容可能讓你覺得很不舒服就請暫停一下或是直接跳過。相關公益機構的諮詢網站和電話都列在本書末頁（請看頁二五九），如果合適，請善加利用。

自殘

關於喝酒的名言佳句很多。海明威、布考斯基[24]和凱魯亞克替全世界的酒鬼把貪杯惡習美化成了一種風雅。嗑藥也同樣在文學經典中占有一席之地。在近代歷史中，布洛

24 布考斯基（Charles Bukowski, 1920-1994），德裔美國詩人、小說家，創作主題圍繞美國底層社會、酒等。

斯[25]和赫胥黎寫文章讚頌嗑藥的行為，印象中我隱約記得拜倫和柯勒律治[26]也是如此。這些作家都賦予藥物上癮某種充滿魅力的莊嚴氛圍，不僅合理化，也神格化，於是喝酒和嗑藥從單純的放縱享樂，提升成某種神妙不凡的行徑。不管是成就這些偉大創作的酒醉、自嗨經驗，或是後來考慮戒掉惡習的痛苦掙扎，這些人讓酒癮及藥癮昇華成藝術，讓藝術凌駕於酒癮及藥癮之上。

自殘就少了這種文學方面的資助。我們找不到任何有關自殘的抒情讚頌。這類的文學作品寥寥無幾，只有雪維亞・普拉絲的作品與自殘有關。這當中的原因有二：其一，在文學經典中的男性優勢；其二，我們對自我傷害的歸類方法。

從我十三歲開始在自己臥室裡用不鋒利的剪刀虛弱地往手臂上刺，到成年之後整天濫用藥物、一個禮拜喝掉六十單位酒精的魯莽衝動，都屬於自我傷害的行為。而我所謂的自殘，也就是割傷或燒傷自己的行為，是自我傷害中比較顯性的作法。它和酗酒、嗑藥唯一的不同處，就是會在你身上留下實際的印記，那是說明你有問題的可恥證據。自殘比較不為社會接受，不過，對許多人而言它具有相同的效果：完全的自我毀滅。

每一個惡習都是精心的謀劃，是對抗現實的疫苗。狂躁的時候嗑藥可以讓你原本已經不可一世的激奮情緒如虎添翼；而酒精會把憂鬱未經加工的稜角揉捻得更柔和，更容易操控。然而，對之前的我來說，自殘是最棒的地下情人。

聽起來很浪漫，而且當時就某方面而言也的確如此。我們的關係獨立自主，我們的關係見不得光，它是我逃離現實的唯一避風港，它幾乎就是一段真實的地下戀情。不過，戀情總有被發現的一天，謊言終將被拆穿。而且撇開最初的興奮刺激和之後的措手不及，它有害健康，對自己也沒有幫助。

有許多關於自殘的理論，有許多理由說明為什麼有些人會這麼做。有一種老掉牙的「呼救」理論輕蔑地斷定青少年自殘只是單純想要引人注意，好像他們拚命想要得到別人的關心才會選擇自殘，自殘行為本身並沒有什麼問題。

之後有一派理論說自殘是內在痛苦的外在表象，是對割傷自己時大腦釋放的腦內啡上癮，麻木時，儘管再怎麼痛，都是讓自己感覺存在的方法。我還搞不清楚自己的真正原因——為什麼自殘會令人這麼難以抗拒。部分是因為它的儀式：刀片的光芒，湧現的痛楚，解放的感覺（每劃下一刀、燒傷一處、割出一個傷口就伴隨著有點變態、自虐的顫慄）。濃稠溫熱的血液，皮膚上由紅變紫，再變成白色硬塊的傷疤。就算成年之後，

---

25 布洛斯（William Burroughs, 1914-1997），美國作家，「垮世代」文學巨匠，代表作為《裸體午餐》。

26 柯勒律治（Samuel Coleridge, 1772-1834），英國浪漫主義詩人。代表作為長篇敘事詩〈古舟子詠〉。

自殘仍是我得到近似高潮般生理快感的主要發洩管道，所以可以想見，這在我才十五歲時，感覺有多神奇與震撼。

對我來說，沒有一個人、一段感情或是一樁事件像我年少時期的自殘一樣重要。它改變了一切。我的初體驗就像其他人的初戀那樣影響深遠，充滿歡樂，而且意義重大，部分原因是對身體痛楚的相互欣賞（也可能是上癮）。那是我們之間的秘密，讓我們不致被世人的誤解淹沒。

我和一位中學時期的好友也是如此，我們好得如膠似漆，她也和我分享這些自虐的傾向。我肯定學校裡的每個人都知道我的行為舉止特別古怪：即使最炎熱的時刻也不會捲起袖子，隱約瞥見發紅的皮膚或有點詭異的白色傷疤……。就像任何一個藏著秘密的人，為了不讓別人發現，我的行為變得有點脫序。

也許你會覺得把「上癮」這個字與自殘做連結，顯得有些浮誇。並不會。正如我前面提過，自殘經常被漠視為引人注意的行為，更常被看成是一種「少女思惟」[27]。由此可見自殘在主流文化的認知裡是輕率的。它是自私的，也許，是自戀的。少女通常不太受注意，所以只要是和她們隱約扯上關係的任何事都遭到睥睨，不太受重視。我想就某種程度來說，這種情況適用於全體的青少年。大人常說：你一個小屁孩不可能對自己有什麼瞭解，你對任何事都不會有什麼實際的、真正的、深刻的體認。所以我和其他許多青少年的經歷從不被認真看待。

那麼上癮是什麼呢？大致而言，根據英國國民保健署的定義，這是你覺得無法控制自己，而且會對生活產生負面影響的行為。這對我的自殘來說是最為貼切的形容。

長達好幾年的時間，自殘都是一種難以抗拒的衝動。它不是什麼真實意向的選擇。我試著停止，但我做不到。我一犯再犯。在日曆上記錄當天沒有自殘的小記號會直接轉移到我的手臂上，變成真實的印記。我有來自父母、伴侶、朋友和專業醫生的協助，我在部落格，在推特上談論，我一直不斷地思考這樣的行為。但我還是無法自拔。最糟的時候我會每天帶著刀片和剃刀去學校，趁下課或午休時偷偷躲進廁所裡，藉此得到深刻又禁忌的刺激。

擁有相同經歷的絕非我一人。英國公益機構 selfharm 表示十一到十六歲的青少年有百分之十三的人嘗試自殘，不過，要掌握確切的數字實在很難。自殘的本質及其所背負的汙名，讓許多青少年不願對朋友和家人一一細說，至於在統計學者面前就更不用提

27 作者注：英國公益機構 Selfharm 也表示自殘發生在少女身上的機率比少年高，也許是因為少年的發洩行為不會歸類為自殘（像是捶打牆壁）。不論如何，世人對自殘的看法和觀點大多帶有性別刻版印象，而且往往負面。

了。我無數的朋友都擁有相同的經驗（有些是在過去曾經和我聊過自殘的話題，其他則是我開始寫這本書之後才告訴我的）。在這個國家有數以千計的青少年曾經或正在自殘。

有朋友說：「這是我表達內心感受的方式」，她把自殘形容成一種「無法抗拒的衝動」。她告訴我：「不這麼做，我這一天就過不下去。」「我滿腦子想的都是它。」另一個男性朋友告訴我自殘讓他「得到平靜」，他找不到其他方法可以讓自己如此平靜。他每週都會捶打牆壁（很多人可能不認為這是自殘），他和我一樣無法抗拒這股衝動，而且結果也很相似。

我從朋友口中聽到過各種不同的自殘理由：表現內心痛苦的形式，是為了轉移對創傷的注意，是發洩憤怒的方法。但很明顯地，這些都脫離不了一個主軸：「沒人把我當一回事。」每個和我談論自殘的人，都曾因自己的行為和感覺受過質疑，只有一個朋友例外（他有支持他的家人、朋友和室友）。我自己也聽過很多這類的話：「自殘不是在成長的特定階段裡才會嗎？妳不是已經過了自殘的年紀了？」和不能體會自己有多絕望、認為自己是在引人關注的人打交道實在很累人。一直不斷為自己辯解，好像有義務要解釋自己——這實在讓人精疲力竭。

還有另外一群人，他們認為自殘非常可怕，這些人我一直無法理解。痛苦和自我傷害有很多可以呈現的方式。自殘只不過是最明顯的一種。像我一個朋友之前那樣（現在仍然如此）一個禮拜裡有三到四次都喝到掛是不健康的。藥物成癮或是太常吃藥或是吃太多藥也是不健康的。強迫症似地到處和人睡覺也一定不太健康。隨便和人發生一夜情很有趣，但感覺好像**需要**這麼做就不好了。是什麼讓自殘有別於這些行為呢？沒錯，這些都可說是純粹的娛樂，一旦過了頭，就不再是消遣了。我發現這真是沒道理：酒和藥也很傷身，但大家卻不會視為實質的自殘行為。

我想問題就出在自殘會在身體上造成實際的印記。對許多人來說，看到傷口、割痕或是燙傷會讓人打從心裡不舒服。這些印記硬逼著所有人去得知你很痛苦的事實。當某些人（尤其是女性）喝得酩酊大醉或是到處和人睡覺時，人們可以用「亂」這個字輕鬆歸類。他們會說：「哎呀，她就是這樣亂七八糟。」大家不會深入思考為什麼她會出現這樣的行為，例如：「當時她很難過，所以才會喝那麼多。」勾搭一個又一個男人，喝過一家又一家夜店，都屬於委婉的行為表現，都不會明確顯示一個人有多絕望。自殘就不這麼含蓄了。它是赤裸裸的。自殘清楚地告訴大家：「我很痛苦。」這讓人聽了很不舒服，尤其當你愛著對方時更甚。

這也和連結性有關。大部分喝酒或嗑藥的人都曾做得太過火而惹出麻煩，他們知道為何如此。很多人都曾後悔發生了一夜情。但自殘是一個未知數，遠遠超出大多數人的認知領域。他們對自殘完全陌生，這讓他們感到恐懼。

因應對策

我花了很長的時間才戒掉自殘。感覺無比絕望時，我三不五時還是會自殘，但那股衝動已經和之前不一樣了，這個習慣我已經改掉許多了。我的內心不再有難以抗拒的衝動，在搭公車時我不再想著刀片和血。

然而，這並不容易。在努力讓自己戒掉之前，我花費時間，付出耐心而且在過程中也曾一犯再犯。我每天都在**戒與不戒**之間奮戰。它畢竟是我唯一的情緒支柱，沒有它意味著我會更難應付自己的情緒起伏。

如果你正在考慮要戒掉自殘的習慣，那麼以下有幾點可以幫你轉移注意。這些技巧不論是就短期或長期而言，都對我和我的很多朋友有所幫助，它們或許無法讓你徹底戒掉，但可以幫你暫時緩和想要自殘的強制衝動。皇家精神醫學會（Royal College of Psychiatrists）也主張讓自己轉移注意力，所以這或許可以幫到你。

因應對策可以細分成幾個大項：**轉移注意力，讓自己感到舒適，身體的發洩**和**自我反思**。

- **轉移注意力**

這可能是延緩或防止自己自殘的眾多方法中最簡單的一種了。你唯一要做的就是把注意力集中在其他事情上（話說回來，說還是比做來得容易）。你可以利用以下的方法：

✔看電影
✔讀書
✔玩猜謎／拼圖／填字遊戲
✔玩電玩
✔打電話給朋友。

基本上你可以做任何事來暫時轉移自己的注意力，任何你感興趣的事。在一定的時間內專心投入某件事通常都能奏效：像是「我有十分鐘的時間沒有想要自殘」。短暫的片刻很容易填滿（一集電視節目至少就有二十分鐘），你可能發覺想要自殘的衝動已經過去了，再不濟，至少十分鐘後也比較不那麼強烈了。

- **讓自己感到舒適**

這個項目比較傾向自我照護的類別，請試試你在那個章節裡（請參閱頁四八至八三）學習到的技巧。做一些簡單的小事就會讓自己比較舒服，而且當你非常想要自殘、需要冷靜一下的時候，往往都能派上用場。

✓泡個熱水澡。

✓小睡一下（被窩，枕頭堆，觸感柔軟的心愛睡衣）。

✓冥想或是做一些呼吸運動。

✓香氛──芳香療法的精油在這裡會有幫助。

✓換身乾淨的睡衣，看電視。

- **身體的發洩**

這是將自己受到壓抑的能量釋放出來，**以及**讓自己轉移注意力的好辦法。有許多老掉牙的方法可以達到效果——比如說，將臉埋在枕頭裡放聲大喊。你也許覺得這樣做有點蠢，不管看起來有多可笑，它們真的很實用。方法如下：

- 捶打某物（枕頭或是沙包，拜託，請別打人）。
- 用手緊握冰塊（因為很冰，所以這麼做也會覺得痛，能讓你用比較和緩的方式發洩一些被虐的衝動，讓你不會像用刀割或用火燒自己那樣傷得那麼嚴重）。
- 擠壓壓力球。
- 做一些運動——跑步，散步，或是騎腳踏車。

• 自我反思

這是以上建議中最沒有實質效用的，卻能讓你暫時轉移焦點，也可以幫你釐清自己的感受，以及自己到底是為了什麼會如此渴望自殘。

- 寫下自己的感受。你可以敘述一下如果不自殘你會覺得怎樣？就算寫完之後將它刪除或是丟掉都無所謂。
- 和朋友談談你的感覺。
- 用創作來表達自己——寫詩，寫歌，或是寫文章。

保障自身安全，備好急救護理

如果你真的很想自殘，我說不出什麼可以阻止你的話。上面提到的方法很棒，我強烈建議你試試。不過，我有兩點要先講明：其一，我是個實事求是的人；其二，我過去也自殘。

根據自己的親身經驗，我很清楚要放棄自殘的念頭實在難上加難。我知道自殘帶給你的刺激。我了解復發時那種想自殘的渴求有時候會是多麼強烈。如果你已經下定決心要自殘了，我無法說服你別這麼做。不過，我可以做的就是確保你在自殘的時候安全無虞。

- **確保你的自殘工具經過消毒**

這對自殘的人來說應該算是最中肯的建議了。公益機構 selfharm 的「降低傷害指南」建議先將刀子放入滾水或用消毒藥水殺菌，並主張絕對不要與人共用刀具。

- **事後護理很重要**

也許這看起來好像沒有什麼，但事實上，確保你的刀傷和燒傷沒有受到感染真的至關重要。我之前有一個很小的割傷感染發炎，傷口不僅疼痛還很煩人。它潰爛流膿，還讓我整條手臂痛了好幾天。

如果你用火燒傷自己，請去除燒燙部位的衣物，敷上一層微溫的水和保鮮膜。如果你用刀割傷自己，請在傷口上施壓，幫助止血。如果切口或傷口很大，請壓緊兩側，讓開口併攏。清潔傷口，用無毒的紗布或繃帶包紮。

清潔傷口真的很簡單，你不需要什麼特別的配備——都是一些可以在藥局買到的東西，而且很容易收納，不會引人注意。等到傷口不再流血之後，你可以用一般的自來水清洗。用消毒水清潔傷口看起來好像不錯，但國民保健署並不建議，因為這樣會破壞皮膚組織，讓傷口好得更慢。傷口清洗完成之後請用毛巾（一定要乾淨毛巾！）擦乾再包紮起來。你可以視情況使用敷藥或OK繃。定期換藥，保持傷口乾爽。幾天後傷口應該就會開始癒合了。這些建議全都節錄自英國國民保健署的「創傷照護精選指南」，對我很有幫助。

- **注意別讓傷口感染**

我前面說過了，傷口感染很討厭。不僅痛，還很難看，而且最要緊的是很危險。如果傷口看起來腫脹發紅，或是突然比平常痛得厲害，這是可能已經感染的徵兆。你可能會發現傷口在流膿，或覺得不舒服。如果有上述症狀請找醫生，傷口感染只需簡單使用抗生素即可治療。

• 如果需要就找人幫忙

如果你傷得很嚴重，去急診室。不要因為擔心害怕去醫院後會遇到什麼事，就放著嚴重的傷口不管。

如果血液伴隨著心跳的節奏像噴泉般從傷口湧出，那你可能是傷到動脈了，請儘快打電話叫救護車或是去醫院的急診室。若是化學性灼傷，一般而言通常都應該接受醫生的治療。

你可以從公益機構 LifeSIGNS 的網站找到更多有關自殘受傷的資料，而國民保健署健康熱線（NHS Direct）也提供許多急救建議可供參考。

＊＊＊

我這陣子比較少出現自殘的行為，並不等於我沒有使用其他的方式來傷害自己，喝酒，嗑藥還有其他一些不顧後果的行為應該都算是自殘。不過，和之前比較起來，發生的頻率已經少很多了，而且那股難以壓抑的衝動已經不那麼強烈了（比方說，當我發現自己在考慮自殘時，現在已經沒有非得要拿剃刀或解剖刀一劃才能緩解的、在胸口沸騰燃燒的強烈渴求）。我現在的思考理智多了——割傷自己是否心情會變好？我會在心裡冷靜琢磨。這表示我自殘的頻率大大減少了；如果我的情緒不夠強烈，便會輕易被理智征服。

由於許多因素湊在一起才有了現在的我。我斷斷續續接受治療好長一段時間，它幫了我的忙。我曾公開談論自殘——剛開始是以匿名方式在部落格裡發表文章，後來我靠寫作維生，就變得更開誠布公了。和別人分享自殘故事、不再視為秘密對我而言是一種不可思議的解放。自殘之所以吸引我，有部分是因為這是私底下進行，我沒有告訴任何人，所以這個元素一旦排除之後，我更懂得該如何應付了。

我認為對我而言最重要的一點就是每天練習。這些練習結合了訂定SMART目標的五大準則（請參考頁八〇）以及一次十分鐘的轉移注意技巧（請參考頁一六一）。在沒有時間限制或沒有因應策略的情況下要我自己喊停是不可能的。不過，要是設立以一天為單位的目標（把一天切割成幾個細小的時段），我就能辦到。一天不算什麼，一天很容易。然後慢慢增加天數。有時候你會必須重新歸零，沒關係，只要慢慢地、穩定地進步，從一分鐘變成一小時，再變成一天，再變成一年。

自殺

自殺的社會觀感不佳。就像某種癮頭，它帶點浪漫的色彩——具有悲劇和不為人知的成份，奪走了作家、演員和音樂家的生命。不過同時也是可恥的，受責難的——在英國，一直到一九六一年之前，自殺都是有罪的，而後續因為這條法律所衍伸出的社會、宗教和道德方面的問題，至今依然無解。

現今社會也許不會這麼直接用宗教的觀點或是扣上「有罪的帽子」來抨擊自殺行為，但本質上一樣——自殺是不道德的，因為它違反了「自然的定律」。我們許多人認同的自我感知都傾向二元論（大部分的人都下意識地把「心理」和「身體」分開），而自殺是對心理和身體的雙重侵害。

其他情況還可以用「心理苦悶」這個曖昧不清的理由含糊帶過，但自殺不行，自殺不會得到大家的同情。憂鬱症、躁鬱症和焦慮症都被汙名化，被貼標籤，被誤解，但至少大家都有一定程度的理解，就算是再冥頑不靈的人也可以懂。每個人都曾有過難過或絕望的經驗，而這些情緒到最後自然會演變成憂鬱。每個人都曾經緊張或擔憂什麼，如果你向心存懷疑的人解釋焦慮症就像這樣，只不過**狀態是一直持續的**，他們就會有清楚的概念。然而，自殺就像精神病，這種結果怎麼看都不合邏輯。它看起來有違本能、常理。這顯然是反常的行為。

這很奇怪，真的，因為在我看來，自殺是完全合理的。當受夠了的時候你就會這樣，當被逼到牆角、走投無路時你就會這樣。我們不會某天一早醒來就想著：「啊，我也許應該要自殺。」它是經過深思熟慮、多方思考後才下的決定。

我不認為自殺有什麼道德的考量，許多比我優秀、比我有天分的作家在此之前已經多所著墨，所以這裡就不再贅述。我能做的就是告訴大家我的自殺經驗，也許這樣可以讓你在發覺自己好像有自殺念頭的時候，比較不會將自殺妖魔化，讓你比較不會覺得自己軟弱、自私、想引人注意。

尋死的大略經歷

我第一次真的很想死是在十五歲那年。一些聰明的讀者可能已經猜想到了，我當時憂鬱的情況十分嚴重。我不是很清楚自己可以自殺的念頭從何而來，可是這個想法一旦產生就盤踞我的腦袋，再也揮之不去。

一開始想自殺的念頭讓我焦慮不已，我緊張兮兮，坐立難安。我想我是害怕在沒弄清楚之前就把自己搞得半死不活。不過，隨著漸漸駕輕就熟（熟悉怎麼計劃，熟悉腦海中翻來覆去的概念和想法，還有優缺點分析），我越來越鎮定了。我真實的自殺意圖——那是差勁的爛計劃，最後終究（而且當然）沒能成功——讓我從「真希望我可以死掉」的懵懂概念變成真實確切的認知：我真的可以隨時殺了自己。如果我忽然認定人生最終是個零和遊戲，如果我覺得已經得到自己要的，再沒有什麼值得留戀，我可以自殺。這是很冷靜的思考。

自殺者的思緒狹隘到令人匪夷所思。想要自殺的時候，你的腦袋裡裝不下其他事物：經過幾週漫無目的的空想後，你最終的念頭還是想要死在公車的輪下或是躺在猩紅色的泡澡水裡。這幾乎已經成了常態，你在無聊課堂或冗長會議中胡亂塗鴉的內容全都是一些與棺材、器官和血有關的瑣碎細節。

一旦談到自殺，我常常發現自己能言善道，我想這可能會讓有些人覺得很不安。這並不表示我對自殺這個議題不夠嚴肅，事實正好相反，我是絕對認真。我會這麼老老實實、鉅細靡遺描述自己如何計劃死亡，而且一副理所當然的模樣，是因為我不會用其他的方式。我不知道有什麼別的方法。我想這是因為希望自己死掉的想法是這麼離奇、荒謬又反常，我在冷靜的邏輯（我當時只做看起來合理的事）和絕對的懷疑之間擺盪，我在兩者中間找不到一個平衡點。

即便在穩定的時候，我也不知道自己在極度絕望中怎麼會有這些平常欠缺的系統組織能力。每一步自殺計劃都以軍事化的精確度，冷靜有效地執行（正常來說，我連一個禮拜的晚餐菜單都計劃不來）。

自我傷害的絕望遠比「正常」憂鬱時的空虛麻木更刻骨銘心。沮喪憂鬱是麻木灰暗又毫無生氣，而想要傷害自己就像是深不見底的極黑境地。那感覺就好像有東西不斷蔓延至你的全身——這不是形容，而正是字面上的意思。它不像恐慌來襲那樣有高低起伏，它隨時都是可怕的極點。它感覺不像是「放棄」，因為「放棄」是被動的，更該說是狂躁的興奮能量與抑鬱的痛苦感受結合而成的合體。就好像有人一直不斷教唆你**不顧一切去做些什麼**。可是，每當你試著要做些事（任何事）的時候，又覺得無能為力。喝醉沒用，出門找朋友也沒用。自殘無濟於事，做愛也一樣。每件事好像都很急切、都是突破，結果反倒讓壓力越來越大。

不過，就如我所說，這是一種冷靜、清楚、條理分明的狀態。你會瀏覽網頁查看藥物中毒的方法，比對可以產生致命反應的藥物組合清單。它會喚你起床，要你周詳細密地計劃你的一天：起床，工作，不要忘記吃剩的義大利麵，午休時間去三家不同的藥局購買要囤積的藥丸，回家，死。它會讓你想一些荒唐可笑的事，例如：「我今天晚上不能自殺，因為昨天是每週一次的垃圾日，我不想讓垃圾爛在家裡把公寓搞得臭烘烘的，所以我得等到下個禮拜。」好像這是再正常不過的事。

有一種最侮蔑的想法，認為有人打算自殺根本就是「神經病」，但我卻不這麼認為。對我來說，這是最理智的決定。而且我由衷認為正是因為如此才會有這麼多人感到害怕。用「荒唐」這個理由來打發自殺的想法非常容易，而且就某方面來說也確實如此——畢竟就遺傳學和生物學的角度來說人類有求生本能，而且你甚至可以說我們存在的唯一目的就是為了繁衍後代。以真理的角度來看，違反生物的求生本能絕對是神經錯亂，這是荒誕、無腦又愚蠢的行為。把自殺貶損為愚蠢又瘋狂的表現是最容易的解釋，因為它不會涉及心靈深處的探究，不會危及人類的存亡。它只會印證人類可以瘋狂到怎樣的程度。它可以讓人類不必擔心這樣的瘋狂會和自己扯上關係。

可是多數自殺行徑都不是這麼一回事，也不像大家想的那樣，只是試一試。當然，許多自殺案例的確存在「瘋狂」的成分。許多企圖自殺或考慮自殺的人都有嚴重的精神疾病。但仍然離不開一個事實：自殺就本質而言是一個深思熟慮、理智思考的決定。他們的看法可能很陰暗，他們或許不能了解一切會有轉機。但他們不會因為歇斯底里而失去自覺。他們不是精神錯亂。他們只是很痛苦而已。

如果想自殺要怎麼辦

• 找人談談

當你想自殺的時候，最要緊的一件事就是**找人談談**。

你可能會難過抑鬱到無法將這些具體組織起來，但當你覺得想自殺，卻還沒準備好要邁出正確的下一步時，我還是建議你去找治療師或是心理諮詢師。你也可以去找自己的家庭醫生、輔導人員或是精神科醫生拿藥，或是請他們介紹別的團隊。如果你覺得自己提不起勁來打電話、預約掛號或是去看醫生，找一個信得過的朋友幫助你採取實際的必要行動，幫你尋求專業的協助。

你也可以撥打諮詢服務電話：撒馬利亞（Samaritans）網站上的諮詢專線（在英國你可以撥打 116 123）都是由專人接聽，而且他們全都受過嚴謹訓練，且也有同理心。又或者，若你是大學生，學校都有設置「夜間求助熱線」。

網路上還有許多很棒的與自殺諮詢相關的線上資源。再提醒一次，如果你不想撥打電話，撒馬利亞同時也設立了網站，Mind 機構、精神健康基金會（Mental Health Foundation）、英國公益機構 CALM 以及其他機構也都有網站。這些服務機構的聯絡資料都收錄在書後。

- **試著保護自身安全，遠離誘發因子**

當我沮喪抑鬱到了極點，並開始出現自殺傾向，我最常考慮的就是服用過量藥物來自殺。

一旦浮現這種念頭，我會儘量把家裡所有的藥物都送得遠遠的。有時候我會找一個朋友在我身邊，由他幫忙保管我所有的藥物，再每天按照正確的服用劑量交到我手上。

如果可以，請像我一樣這麼做。把家裡所有尖銳的東西全部清掉，或是交給朋友保管。Mind 機構用想自殺的危險駕駛來做例子：如果你是這種情況，請把車鑰匙交給你信賴的人。

要讓自己遠離誘發因子和潛在的自殺工具本來就不是件容易的事，但這些小動作可以將你和它們隔離開來，直到你覺得比較安全為止。

- **轉移自己的注意力**

再強調一次，這只是暫時的因應之道（最好的辦法還是和朋友或專業人士談談自己的感受），不過，這個方法可以保你在過渡時期暫時安全無虞。

試著運用在自殘那個章節裡（請參照頁一六一）提到過的幾個方法來轉移自己的注意力：泡一個放鬆的澡，看你最愛的電視節目，出門走走，擦指甲油。基本上就是讓你有事做，讓你可以撐到狀態稍微好轉的時候。

- **事先做好準備**

準備一個包含上述所有元素的緊急因應計劃，為自己想自殺的時候做好準備。事先想清楚有自殺念頭時自己想要和誰聯絡，需要做些什麼，準備一個抽屜或箱子，裡面裝滿可以轉移注意力的方法，以及能自我照護的物品。

自殺的迷思

撇開自殺給人浪漫悲劇的主流意識形態不談，你會發現其他一些更爭議的想法。將偽善的面具層層剝開——「太遺憾了！」、「好慘啊！」，你會發現許多人對自殺的真實想法，例如：「真自私。」或是：「這樣引起注意也太過火了。」

心理衛生都已經成為一門顯學了，這些迷思照理來說實在不應該繼續存在。這當中教育扮演著必要的角色。我朋友強尼的兄弟幾年前自殺了，在聊天時他告訴我教育也許就是斷絕這些迷思的關鍵：「我們從生物學中學習到了疾病，從體育教育中學習到了體適能，但是從來沒有任何課程教我們心理健康。」他認為我們應該要教育孩子心理健康的相關知識——他把學童形容成是「被綁架的聽眾」，認為不趁著他們「還在學時教他們關於憂鬱、焦慮、自殺和心理健康的常識」，實在是太可惜了。

他說：「透過學校教育，你有機會讓他們了解情緒低落並不算什麼反常，你有絕佳的時機可以洗刷這些心理問題的汙名」。「大家需要的是更好、更廣泛、更深入的心理健康教育，並且了解改變不是一朝一夕的事。改變大眾的觀感和成見可能需要幾年、幾十年，甚至是幾個世代的時間，但如果最後真有生命因此得到了救贖，而且每個人都能具備這樣的基本知識，那麼就值得去做。」

知識不足真的會導致這些迷思根深蒂固。它們是一種侮辱，而且大部分都是源自於誤解或是完全錯誤的事實。如果你錯過在學齡時期學習自殺相關知識的機會，以下是幾點必須釐清的錯誤迷思。

•自殺很自私

我們最常聽到人們對自殺的評語就是自私——「她應該要想想她的家人才對。」自殺者的親友往往必須面對當事人自殺的後續效應。這好像是在指責自殺的人一點都不在乎自己的朋友或家人，他們就是這樣想的。其實，思考自己是否要讓親友處理自己的死或是親友要如何處理自己的死是考慮自殺時最主要的問題，這從來就不是一個輕鬆草率的決定。沒有人會不去思考這些後果。沒有誰會如此。

在我來看，一個捍衛自主權的人並不應該被稱為自私；如果有人活得非常痛苦，生不如死，我認為他們絕對有權好好思考，為自己要不要繼續活下去做出決定。他們自殺

「很自私」的這種論調意味著除了痛不欲生地活下去、除了熬到痛苦結束之外，他們還有其他選項。事情不是這樣的。考慮自殺的人都是被逼到絕境的，他們完全不知道自己要怎麼繼續活下去。

除此之外，我想自殺是自私行為的這種想法最大的問題點就是對事情毫無幫助。自殺（甚至就連有自殺念頭）被汙名化得很嚴重。即便是現在我以如此豐富的專業和個人經驗在談論心理健康，自殺也是一個大家吞吞吐吐、欲言又止的禁忌。

「沒有人當面告訴我，覺得我兄弟的自殺行為很自私，但這種想法是真真確確存在，」強尼這麼告訴我。「你看網路上有很多關於心理健康的文章在臉書和推特瘋傳，一夕爆紅，內容都在告訴我們應該如何以看待身體健康的方式來看待心理健康，文中還附上一個斷腿男子受人安慰的照片。可是有一種情況人們似乎並不願意用看待身體健康的角度來看待心理健康，那就是牽涉到自殺的時候。」

他告訴我某個人可以對抗癌症多年，進行化療和藥物治療，但最後死去。「同樣地，有人可以對抗憂鬱症多年，接受心理治療和藥物治療，但最後不敵病魔，也同樣一命嗚呼。這兩者間，只有一種死法會被說是『自私』。我承認這樣的對照比較有些輕率，但如果大眾要用看待身體疾病的方式來看待精神疾病，就應該要按照同樣的思考邏輯才是。」

把自殺者妖魔化，對他們本身、對他們的家人、對那些可能也很想尋死的人來說都是很可惡的。媽媽說的沒錯：如果你說不出好話，乾脆就不要說話。

• 真心想自殺的人不會說出來

這點倒不像其他謬誤般帶有那麼多的主觀意見，而且它似……乎是說得通的。如果你夠認真，你就不會把計劃告訴別人了，因為這麼做可能會阻礙你計劃的進行，對吧？錯！

事實上調查結果發現許多自殺的人事先都和別人討論過自己的感覺或計劃。心理健康諮詢網站撒馬利亞也表示，如果有人說自己想自殺，大家一定要認真看待，這一點至關重要。如果有人向你透露他想自殺，不要認為這只是隨口說說，別以為他們不會做。你要好好地想一想：我該如何給予他們需要的協助？我要怎麼幫他們取得他們可能需要的資源？我要如何才能聽到、回應他們的需求？

• 自殺是想引人關注

在談論自殘的時候我好像已經提到過了，不過，這一點對自殺而言也同樣適用。只有少數人會用自殘或自殺的方式來「引人注意」，那他們是怎麼一回事呢？如果某人只能透過自殘來表達自己好想有人幫助、與人交流的渴望，那麼他們所需要的**是**幫助。

在心情穩定的時候，我從來就沒**想過**要用自殺來尋求「關注」，而絕大多數表示自己有自殺念頭的人也都是如此。如果他們想要受到關注，就關注他們吧。

• 自殺是懦弱的行為

有精神疾病的人很「懦弱」的觀念，一直困擾著我。這到底意味著什麼？他們解決不了問題？他們做不來「正常人」做的事？他們抗壓性很低？他們某方面有缺陷？大家都說是懦弱造就了精神疾病，尤其自殺更是如此，這根本就是**鬼扯**。

每天醒來都覺得沮喪是很痛苦的事。耗盡精神、用盡氣力挨過每個上班的日子是很痛苦的事。處理創傷經歷是很痛苦的事。毀掉人際關係，因狂躁而讓自己置身險境是很痛苦的事。要控制自己經常性的焦慮狀態是很痛苦的事。可是，你知道嗎？大部分人都是這麼熬著。大部分人都抱著精神疾病在工作，在患有精神疾病的情況下，努力讓自己的生活達到相對穩定的狀態。當然，他們可能會復發，但他們還是繼續過日子。雖然也許心裡痛苦萬分，但他們還是照常工作、照常交友、照常生活。真真切切感受著這些痛苦讓他們懦弱？在我來看，應該是更堅強才對。

因為他們決定不去，不對，是他們沒有辦法處理自己承受的莫大壓力，就被視為懦弱的這種說法實在教我厭惡。這是草率又主觀的評斷。大家都說：「哎，如果是我或許就能克服了。」並以這種論調來舉證心理健康出問題的人似乎不夠**努力**（只要他們**試著**讓自己堅強起來，他們就可以度過這個難關了）。說實話，這根本是放屁。

在我最想自殺的時候，自認為有性格缺陷（因為我應付不來，我失敗又懦弱，我的軟弱讓我不配在無情的世界裡活下去）的想法最讓我難過。它讓我更想死。如果我真的軟弱到這麼無可救藥，那活著還有什麼意義？如果我無法使出「氣力」打這場看似永無止盡的戰爭，那我的邏輯也沒錯，不管怎樣：我就是該死。

如何支援想自殺的朋友

所以，打破了迷思、去除了汙名後，你接下來該怎麼做？如果你愛的人告訴你他想自殺或是你對他們的行徑憂心忡忡，你該怎麼辦呢？一樣米養百種人，每個人的情況都不一樣，而且還會隨時空的不同而有所變化，不過，還是有幾點要請大家銘記在心。

・克制一切價值評斷

大多數人都能做到這一點，不過，我自己本身就遇過幾次真心向人吐露、含淚尋求協助，卻被對方以「別那麼愚蠢！」來回應的經驗。我的意思是也許自殺**真的**很愚蠢——我不知道。但，話講得這麼白有幫助嗎？並沒有。所以就算你對自殺這種想法真的無法苟同，無法感同身受，請自己知道就好。

・不要和他們「討價還價」

這是另一種「我知道你是好意，但，天啊！你真的越幫越忙」的情況。對，我知道我有很多活下去的理由。對，我知道大家愛我。對，我了解也許、或許、可能情況會有轉機。但告訴我這些並沒有什麼實質的幫助。試著和我討價還價：例如，你如果自殺了，我會想你想得要命。一點幫助都沒有。我知道這是真的，也知道這是好心，是善意，但這就是沒幫助。這會讓我更有罪惡感，而且會讓我更混亂。大家都這樣為我打氣了，我怎麼可以想死？為什麼我有了他們還不滿足？我怎麼變得這麼自私自利？

對我來說，更好的方法是有人單純地聽我說，了解我的痛苦和求死的欲望。我不是說他們應該告訴我**做得對**，告訴我說：「有道理，把你自己了結了吧！」我要強調的是他們可以體會我的感受，這才是重點。

最糟糕、最嚴重的就是說：「如果你自殺，我就和你一起死。」我應該不需要解釋為什麼這麼說沒有幫助了吧。

• 和他們談談

Mind、撒馬利亞網站，以及這本書裡的許多章節給的建議都一樣，就是和他們談談！

大家勇敢面對吧！要談論自殺這件事真的很難。不過，這裡有幾點你不妨試試：問一些開放性的問題，讓他們講多講少都可以按照自己的意願；問他們對自殺的感覺，以便試著搞清楚他們的打算或想法；還有就是聽他們要說的話。任何時候，只要心中有疑問，就好好聽他們說。

• 鼓勵他們找人幫忙

想自殺的人通常都會抗拒外界的協助，但鼓勵他們尋求協助真的值得一試。如果他們擔心去看醫生或是精神科醫師，請幫他們預約看診或是帶他們去看診。幫他們求助網路上的資源。就算這些資源不是百分百符合需求，你做的這些努力還是可以發揮作用。

在最近一次很想自殺的期間，我有兩個細心的朋友在身邊幫我，催促我去看醫生。他們還會每週帶我去一次酒吧，我們會一起吃午餐，他們一連幾週都在聽我談論同樣的事情，他們會耐心寬容地面對我的不講理或是對他們簡訊的不理不睬。這些都是莫大的幫助。他們鼓勵我尋求協助，更是幫了大忙。

＊＊＊

我不敢說自己捉摸不定的自殺念頭這些年已經改善了許多。從第一次在十五歲接觸死亡，到近來幾次進出精神病院的期間，我經歷了幾次，但情況還是看不出有什麼減緩的趨勢。

我不願意信心十足地為「一切總會好轉」的這種說法背書，因為我覺得這會讓人誤會精神疾病的運作原理，不過到目前為止，我已經有超過十八個月的時間沒有嘗試（或是真心想要）自殺了，我甚至不會像過去那樣常常興起尋死的念頭。說我為自己活著的這件事感到自豪似乎有些荒謬，但是，當想死成了一種定律之後，我還活著的每一天本身就是一項成就。

如果你需要外界來幫幫想自殺的自己，請查閱本書頁二五九至二六二，提供了對你會有幫助的諮詢服務電話和資源清單。

6. 家人和朋友

家人

家庭是個複雜又脆弱的生態系統。一丁點小事就可以讓整個家庭一時失和；更大的衝擊甚至會讓家庭的結構和氛圍徹底改變。每一個家庭成員都是獨一無二且捉摸不定，掌握他們的脾性是一種結合經驗、臆測和運氣的試煉。

那麼，當這個生態系統因為精神疾病而扭曲變形時，會是怎樣的情況呢？當家中的某位成員變得憂鬱沮喪或是太過焦慮時，對其他家人又會有怎樣的影響呢？又甚至，你該如何讓他們知道自己需要怎樣的幫助呢？

正如你所料想，答案因人而異。

我們都知道精神疾病患者的生活有多麼艱辛（都已經讀到這裡了，如果你還沒進入狀況我真不知該怎麼幫你了），但我們經常忽略掉一點，那就是對身邊的人造成的影響。我們都知道大家會把焦點放在患有精神疾病的伙伴、朋友或家人身上，這本就無可厚非，不過，整體來說，有關看護者或同居者的討論也未免太少了。

我在這方面的經驗豐富。我的家人很棒，但和一個精神疾病患者朝夕相處並不是件容易的事——尤其是我的母親，從我童年、青春期（算她倒楣）、成年，一直到現在，她都一直和我生活在一起。

家庭生活和精神疾病最顯著的交疊時期大概就要算是青春期了。大多數的人在十幾歲時都還和家人住在一起，而這個年紀通常也是精神疾病開始發展的時候。這讓情況變得更為棘手：你不確定自己是不是得了精神疾病，你第一次應付精神疾病方面的問題，與此同時，你**還**必須和家人相處。這樣的組合常常教人痛不欲生。

如果說我的父母一開始並不懂得如何應付我的心理問題，我想他們也不會否認。他們當時一直不斷**嘗試**幫助我，試著了解我，他們一直在做自己覺得正確的事。然而，這並不表示他們做的都對。我母親發現了我十分令人擔憂的自殘習慣，她告訴我這麼做很「愚蠢」；她試圖用一般人熟悉的錯誤方式來開導我。當看到我身上一些掩蓋不住的不明傷口時，她總是氣憤、惱怒、失望。不過，她會有這樣的反應也是理所當然：她當然會氣憤，她當然會惱怒，她當然會失望。可是她的這些反應並沒有辦法減少我的罪惡感，打消我想自殘的衝動。

我當時覺得她不懂我，因為她沒**嘗試過**。連我都很難向自己解釋自殘的理由，更何況要向自己的媽媽解釋？在我看來，今天如果是喝酒，可能就沒有這許多問題。因為喝酒對她而言是正常的，基本上，嗑藥也是正常的，而我想要自殘的這個事實卻遠遠超乎她的認知，她沒有什麼真正的經驗和概念可以參考，好讓我戒掉這不為人知的習慣。她用自己想到的方式來處理，這意味她並不知道自己在做什麼。我不怪她。

大學休學後我搬回家住，我倆也是爭吵不休。我已經習慣照自己的意思自由生活了——雖然這種自由不過就是晚睡熬夜，或是在半夜十一點吃甜甜圈，我討厭自己失去這些假自由。

我同時也很沮喪。因為輟學的方式太可笑了，所以我沒什麼大學時期的朋友，我不得不獨自待在兒時居住的鄉下，苦澀地全神關注著那些不管在意義上或實際上都離我好遠的人在臉書裡分享大學的生活趣事。

這讓我變得更悲哀，也變得更痛苦、更易怒、更憤恨不平；總而言之，就是一切你能想到的負面情緒都來了。我拒絕任何情感的瓜葛，因為它會要我卸下防衛，我做不來。在歷經精神病後我變得狠心又無情，之後的憂鬱症也沒有讓我的鐵石心腸有所軟化。所以，我大部分的時間都是一副尖刻的模樣（後來才發現），沒有電視上的一家和樂融融，我對路上遇到的人、對隔壁街的死小孩，甚至對自己的母親都沒什麼好臉色。我是一個惡夢：一個人見人怕的討厭鬼，年紀早已過了青春期，卻一直無法長大成熟。我們的爭吵越來越激烈。

我問母親如何看待那段歲月，她回答說那是她「這輩子最痛苦的日子」。她用一些字眼來形容那時候的我，包括「不耐煩」、「不可理喻」、「壞脾氣」以及「一觸即發」。

我母親處理問題的方法就是一直不停地談論（很不幸地，我的伴侶會發現我也遺傳到她這點）。不過她的程度實在比我嚴重得多。她認為交談是解決事情的不二法門。可是，對當時心情盪到谷底的我來說，她這麼做只會讓我火大。依照我母親的說法，她當時「求著」我去看醫生，她無法理解我為什麼就是不願意。在我看來，她才讓人匪夷所思。我已經被迫休學，沒有半個朋友。當時我在考慮是否要報名別的課，但為期一年的學習對我來說比登天還難，我沒有把握自己可以把課上完。這有什麼好談的？想想我的處境：有誰**能夠不**沮喪？

對於我回診的事，她也是一副熱衷積極的模樣，這實在教人恨得牙癢癢的。在我們開車就醫的路上，車內彌漫著緊張的沉默，那是我最討厭的日子——我不想講話，我只想躺在沙發上向陌生人發一些無關痛癢的文字。

最後，治療終於開始起了作用。我找到了一份超市的工作，雖然很枯燥，但讓我交到新朋友，也讓我擁有一些模糊的目標，我慢慢將自己從憂鬱中拉出來。我變得比較容易相處——我覺得啦，對人也不再那麼尖刻了。這些經驗也教會了我許多，讓我學到如何與一些真的不知道該怎麼處理我心理問題的人相處，甚至如何和家人談論這些問題。

和家人討論精神疾病是件困難的事。它真的很難。我不太清楚為什麼——明明不管就實質或意義上，家人都與你最親近。雖然不是百分之百絕對，但我認為基本上父母都無條件愛著自己的子女，尤其當子女有心理問題的時候——得到精神疾病本來就不是誰的錯。然而，受家庭庇護和靠自己獨立這兩方持續拉鋸——我們在主張肉體與精神自主的同時又想要安心周全。這是一個左右為難的棘手處境。

一個家庭裡不只一人有精神疾病也會讓情況變得更麻煩。我的母親極為焦躁，並有焦慮症、懼曠症（agoraphobia）和強迫症的病史。覺得特別焦慮的時候，她就會強迫性地不停檢查：檢查電燈開關是否關閉，電器插頭是否拔掉，一再查看烤箱和瓦斯爐有沒有關緊。若我的狀態穩定，這都好辦，我會告訴她，她需要尋求協助，盡我所能幫她走出來。然而，如果我陷入沮喪，這些就變得令人討厭。

想當然耳，我們一起生活時，憂鬱和焦慮的組合讓我們處得很不愉快。我在憂鬱的狀態，她因為我的憂鬱而變得焦慮。她的焦慮讓我透不過氣；我將她遠遠推開，自己變得更封閉，這讓她更焦慮。她的焦慮讓我惱怒；這些憤怒在缺少同理心的情況下日益累積，最後爆發出來。我們常常爭吵，但根本解決不了問題。後來透過藥物治療和自我反省，我才發現我們讓彼此陷入了怎樣痛苦的輪迴。

我的父親有憂鬱症，但因為我和他從來不曾長時間生活過，所以我倆並沒有過特別的衝突。不過，本身患有精神疾病又為人父的他小時候也不好過。他母親、我祖母有許多在現代被診斷為躁鬱症的病徵。她對處方藥物、咳嗽藥水和酒精都有癮頭。不知從什麼時候開始，咳嗽藥水裡有種種不該有的成分——嗎啡、古柯鹼萃取物以及其他一些不該出現在感冒糖漿裡的東西。她會帶著當時年僅八或九歲的父親走遍威爾士小鎮（Welsh Town）的藥房或診所，在候診室裡告訴他事先想好的藉口，讓他記在腦袋裡，以免臨時出什麼差錯：她把藥弄丟了，不小心放進洗衣機裡了，給朋友了……。他的說辭一聽就知道是假的，而且因為他們住的城鎮很小，每個人都彼此認識，所以這種伎倆很快就被識破了。不用說，這樣的處境當然會讓他更無法應付自己的心理問題。

這大多與我們的慣性思考有關。你確定自己是一個「心理有病」的人，你左思右想自己的病是怎麼來的，你發現所有的矛頭都指向你的家人。然而，就算精神疾病會遺傳，也不是絕對的答案，專家表示目前並沒有確切的方法可以知道精神疾病如何發生。有些時候似乎與遺傳有關——比方說，一般人罹患躁鬱症的機率大約是百分之一，這個比例非常小，但要是一等親中有人患有躁鬱症，其罹病比例卻高達百分之十。我的祖母從未正式確診，但我與父親詳談過祖母的情形，我發現她和我的行為有幾點特別相似。同樣地，我的母親不曾為自己的焦慮症或強迫症尋求外界幫助，不過，她也有一些相互呼應的特定行為和強迫模式。

老實說，這真的會讓人心生怨恨。曾經有一段歲月我把自己的精神疾病怪罪在我父母頭上，想不透為什麼他們要生下我——不是那種發洩地大叫：「噢！真希望我沒被生下來。」然後砰地把房門甩上，而是真心實意地覺得：「如果你們當時多考慮一下就可以為自己省下這許多麻煩了。」我不是在批評他們，我當然很高興自己出生在這個世上，但很多時候我對自己的存在感到惱火。我覺得憤恨不平，我的家人看來已經把這個討厭的包袱移交到我身上了——好像精神疾病不是出生時無法預知的意外，而是邪惡的後母要害我才故意讓我得的。

不過，我生病也不是沒有其他可能的原因。我母親在我童年時就一直覺得很不安——她要不就是擔心自己做的不夠，要不就是擔心自己終歸會「害」我罹患精神疾病。我也擔心這些事發生在自己孩子身上，我一直不想生小孩，除了自私心態作祟，這也是原因之一。大多數與我長時間相處的人也都或多或少患有心理方面的疾病，這對我的病情更不利——在一起只會讓我們發展出一些更可怕的精神疾病組合。

可怕的精神疾病竟是生物學的宿命，多年來這個觀念一直困擾著我。我覺得自己在非自願的情況下與家人困在一起、綁在一起。我覺得他們的存在就是在告訴我，我永遠都無法擺脫自己的精神疾病；不管我怎麼努力，我都會有躁鬱症，因為躁鬱症，我永遠都會和他們栓在一起。我的基因出賣了我，接著我的家人也是。

不管怎麼說，這種想法都是沒有意義的，不論對父母還有小孩都一樣。我是否遺傳了我祖母的躁鬱症或是我母親的焦慮症？也許是。但也可能不是。這是呱呱落地時無法預期的意外（我也有可能往心理健全的方向發展），這可能純粹只是運氣不好。而且，就算我的基因天生註定一定會有精神疾病，也沒什麼好怪罪家人，這並不是他們故意要遺傳給我的。總之一句話，不管我的精神疾病是怎麼來的，要負責面對的人只有一個：

那就是我自己。

如何在不折磨自己或家人的情況下一起生活

除了這些自私的陰暗想法，以及所有精神疾病患者本身大多會遇到的狀況之外，也許有件事更需要探討：精神疾病患者該如何與他人一起生活。在家裡生活，與住學生宿舍或是與朋友合住這種暫時和他人一起生活的情況並不一樣，主因是雙方對彼此的期望完全不同。

其他人的情形如何我不清楚，但就我自身的經驗來說，和朋友合住時可以享有的自閉程度絕非在家裡生活可以比擬。想要出門的時候，想邀朋友來家裡的時候，想吃東西或是決定吃什麼東西的時候——如果你已經是個成年人，這些全都可以隨心所欲，可是如果住在家裡，情況就不是這樣了（如果正讀到這裡的你還沒離開家庭，將來你會遇到很多類似的情況）。

老實說，住在家裡有利也有弊。低潮或焦慮的時候有人可以在用餐時陪著聊聊天，或是靜靜一起看電視是很好的慰藉。只要有個人陪在身邊或是有人能夠克制自己的衝動都是好事。

住在家裡也很煩。有時候我覺得獨處至關重要——沮喪時你自然會想封閉自己，也需要時間讓自己重新振作起來去面對人群，這是既累人又艱辛的事。當然家庭生活也會有一些搞自閉的餘地——你不會一直被迫要強顏歡笑或是表現得活潑外向——但你自閉的程度一定會受到限制。

如果你待的地方不能讓你對自己的感受暢所欲言也會很痛苦。比如說，你可能不想告訴你的父母，因為你知道他們會有激烈的反應，又或者你可能只是沒有力氣或是不知該怎麼表達你有多麼低落或焦慮。和某個人如此親近地一起生活會讓自己的處境更為艱難。在外人面前硬撐一下還行：在我開始大量撰寫有關精神疾病的文章以前，如果我告訴同事和朋友自己正處於憂鬱的週期，他們一定十分訝異，他們絕對猜不到，因為在鬱症發作的期間，維持幾個小時的笑容、哈哈大笑和飲酒作樂還是辦得到的。在短時間內假裝自己沒事比你想像的要容易許多。

不過，人不可能一直撐下去，回到家裡這些終將顯露出來。家也是你覺得最自在的地方（但願如此），所以，在家裡的你是最真實的**你**，毫無偽裝。

如你所見，這部分需要很多努力——你要試著與家人保持良好互動、忍住情緒，又要試著避開他們某些事，替自己打造一個寧靜祥和的空間（他們經常能引發令人意想不到的混亂）。對我來說，一味欺瞞只會引來爭執、大吵、異常緊張的生活氣氛以及更嚴重的焦慮。所以，接下來我要教大家如何避免這些情況發生，以及如何盡可能地與家人和諧相處。

• 打造一個專屬於自己的小空間

打造一個寧靜安穩的空間，對逃離難以忍受的日常種種來說真的很有幫助。和父母同住可能會少了許多改裝房間的自主權，不過，請盡量讓自己的房間住起來舒適宜人。買一個好的鴨絨墊子、幾塊絨毛地毯、色彩絢麗的小燈、一些很酷的海報、美麗的相框或是在床上放一些靠墊，弄一個書架擺滿自己喜歡的書籍。這些都不用花大錢——你可以在街上的商店以非常便宜的價格買到全部的東西。

基本原則就是盡你所能打造一個舒適、安心、愉悅的空間。這也許看起來沒有什麼大不了，不過在爭吵後覺得難過，或是覺得自己不想再假裝沒事、想放鬆一下的時候，有個可以躲避、可以讓自己自然平靜下來的空間真的很管用。對我來說，這樣的空間在我青少年時期是那麼遙不可及——我母親的焦慮症讓我不能使用蠟燭或薰香，她怕我一不小心會燒掉整間屋子，我能做的改裝最多就是在房間的牆上貼些照片。不過，自從離家之後，我開始體會擁有一個能讓自己覺得安心的好地方有多重要，並為此感激不已。

• 捍衛這塊淨土

不容質疑地捍衛這塊淨土並不容易。有時候你不能直接表明：「抱歉，我需要一些空間。」即使已經長大成人，你的動機還是會受到質疑，你的想法還是會被曲解，你的行徑還是會被視為一種羞辱。你很難解釋這並不是在輕蔑那些你需要遠離的人，這麼做只是因為你自己。

如果你辦得到就太好了。你只需說一句：「我需要一些時間讓自己冷靜一下。」然後就可以去做你自己的事情了。很顯然地，如果你處在一個私人空間和自主權都受到尊重的生活環境，事情會簡單得多，不過，世事豈能盡如人意。所以，在不如己意的情況下，你只能說謊：「我要念書。」或是「我有學校／大學／公司的事要做，需要安靜的空間。」或是「我頭有點痛，我要去吃止痛藥，然後在房間休息一下。」對想要獨處的人來說，這些全都是合理的藉口，而且很少會遭到懷疑。

• 盡可能溝通

我再說一次，和家人溝通是一件很棘手、很困難，甚至是不可能的事。如果可以，請告訴他們你的感受。如果他們已經知道你的病情或你的糾結，那真是太棒了。盡量和他們談談你的狀況，或者寫信給他們。試試看，透過任何你能做的小動作，告訴他們你的感受或是你需要什麼樣的幫助。

• 訂定生活規約

這是個非常無聊的建議。我告訴你，這不是什麼「為自己買些絢麗燈泡」的有趣建議。但是，這個建議真的很有用，所以請仔細聽。

和你的父母或是兄弟姐妹談談，為你們彼此立下一些規定。告訴他們你很願意互相遷就（因為唯有妥協才能一起和睦生活）：如果他們尊重你一天至少要獨處一個小時的需求，就由你來洗碗；你願意用吸地板來換取專屬的獨立空間。如果可以，試著清楚表明你想要脫離共同生活的模式，讓他們知道，為了達到這個目的你願意付出努力、彼此各退一步。

如果一切說清楚、講明白，每個人都知道自己的分際，那麼該誰洗碗或輪到誰洗衣服之類的爭執就大多可以避免了。條列清楚的輪值表這時可以派上用場。我再重覆一次，這是無聊且無趣的建議，但這類微不足道的家庭生活壓力，真的會讓你本來就不太穩定或出了問題的狀況更加惡化。請採取行動，防患於未然。

身為照護者的挑戰

罹患精神病是很痛苦的事，照護精神病患者也一樣。照護者要不斷擔心病患，即使已經盡量克制，還是會忍不住緊盯著病患的情緒變化，出了狀況也要收拾善後……。這是一個被低估的任務，過程充滿惱火、煩躁、灰心但卻很值得。

不論是患者還是照護者，這兩種角色的各種情況我都經歷過，對於照護者要面臨的挑戰，我自覺頗有心得。照護罹患焦慮症的母親並不需要耗費我太多精力，這不像一些子女在照顧患有精神疾病的父母時會遇到的經歷，不過有時還是很折磨人。而且事實證明儘管我經驗老到，但照顧不一樣的憂鬱症病患，仍舊會出現許多自己無法事先預料的困難。

精神疾病真的很討厭，但沒有人願意說出來。我知道自己鬱症發作時很令人失望：我在最後一刻取消計劃，對朋友忽冷忽熱，我以驚人的規律不斷輪替渴求與疏遠的戲碼。正如同我在前面所說，我幾乎整個週期都是**尖刻易怒**的狀態：鬱期時，我發現自己十分難以忍受他人的存在；躁期時，我發現自己憎恨他人的遲鈍、他們顯露出來的興趣缺缺，以及他們對我的冷漠回應。

要愛我肯定比登天還難。休學後我搬回家與母親同住，之後有整整六個月的時間我都賴在沙發上：起床後我不想換掉睡衣，就這樣賴在沙發上一整天，躺著盯著手機螢幕瞧，然後再回去床上睡覺。我不曾幫忙做過家事，不曾為她做一頓飯或泡一杯茶，我不曾洗過自己的衣服，只有被逼得不行了才會去洗碗。躁症發作時，我會消失幾週或幾個月、連通電話也不打，要不然就是從英國的另一頭打電話給她，沒完沒了地聊一些不著邊際的發財大計，或是自己預計要上課或搬家的事，接著又馬上不回她的訊息。這些一定都造成了她無法形容的壓力和憂心。這些經歷想必十分痛苦，我可能怎麼道歉都嫌不夠。當然，最糟糕的就是我隨時都可能會再來一次。我永遠都「好」不了，因為精神疾病不會「痊癒」，看來這個永無止盡的輪迴會一直這麼持續下去。

我曾和母親聊到她當時是怎麼度過，她唯一強調的就是**耐性**——要有耐心、要了解自己愛的人純粹是因為正處於煎熬時期，他們需要你的幫助，別管他們的行為舉止匪夷所思，別管他們可能拒你於千里之外。他們可能看起來像變了個人——也許變得更暴躁尖刻了，或者只是變得比較諂媚討好或是比較自閉，但他們還是原來的他們。他們還是你一直愛著的，和你親暱說笑、一同歡鬧的那個人。照護一個處於嚴重精神疾病週期的人需要秉持著一個信念——是的，再次強調，耐心，並做好這些情況會一再發生的心理準備。

不過，還有一個重點，那就是耐心並不表示對方可以予取予求：如果有人針對你或是莫名其妙地找你吵架，或是直接羞辱你，你沒有義務要包容一切。生病會讓人難以相處，但一切的行為舉止不能以此為藉口。板起臉孔有時候是必要的，最起碼也要堅定自信。

自主權和精神疾病之間的正反辯論很有趣。在何種情況下你可以適度逼迫某人做一些他們不願意做、但對他們最有利的事？比方說，在什麼情況下你要毅然決然，強迫他們去看醫生、接受藥物或心理治療？在什麼時候你可以讓某人坐好，堅定地告訴他們：是，他們這週要去治療，不管他們想不想去？在什麼時候你要逼某人出門走走，或是吃得健康一點，或是別再賴床？

我母親採用兩種方法：一是尊重我的意願——即使這個意願違背常理且對我不利，另一種是逼我去做在她看來更有幫助的事。這兩種模式最後的結果都一樣糾結混亂。尊重我個人的意願意味著允許我整天賴在床上，吃掉四袋奶油餐包——這對我的病實在沒什麼幫助。在我的認知裡，我沒理由要改變自己（我都休學了，已經不用負什麼責任了），我以為自己已經沒有未來了。我母親沒有阻止我，而我也壓根兒就不**想**改變，所以我有什麼好掙扎的？「幸福」這種模糊又虛幻的概念並不足以讓我有脫掉睡衣、好好振作的動力。

此外，所謂「我現在要押著你去看醫生」的策略也不是什麼有用的辦法。就像我先前所說，我發現我母親對心理相關事務的強硬有時太過霸道，所以，雖然被逼著接受治療以長遠的角度來看也許對我是好的，但我們還是為此衝突不斷。我覺得她對我生活的干預遠超過她被賦予的權限，而她覺得我對自己的精神疾病毫不在意，拒絕接受幫助只是不成熟的表現，而不是因為我真的很害怕。

當然，她鼓勵我接受治療並沒有錯，我需要治療。她告訴我要換掉睡衣，要多喝水，要偶爾出門走走也是對的。就一個穩定的成年人來說，她要我做的一些決定——要我在服藥、治療以及快樂的時候做的一些事或許都是對的，但很不幸的是她沒有權限逼我做那些事。這不是說她大多數的時間都**想**對我下達指令（事實上，她總是對我那些非常怪誕的生活模式給予支持），只不過一旦牽扯到精神疾病，她心裡的那把尺就很難說得清了。

所以，身為一個照護者，你要如何知道哪些事該讓他們自己決定（也許那是很糟糕的決定）？哪些事你覺得非常危險必須阻止他們？你怎麼知道該怎麼界定呢？答案非常簡單——當他們可能造成自身或他人的嚴重傷害時。如我們所知，有很多可以「嚴重傷害」自己的方法都涵蓋在「社會認可」的寬鬆範圍內，至於企圖傷害他人的可能性（當然這類行為必須介入）？事實上少之又少。

掌握這些狀況需要時間，而且過程通常都是進一步退兩步。如果你干預太多，試著退一步。如果你覺得自己太過消極被動，試著讓自己更投入治療計劃或是支援陣營——但要小心謹慎！你會搞砸這一切嗎？也許吧。但最後總會過去的，對吧？答案幾乎是肯定的。

朋友

就我的經驗來看，朋友關係相較起來不像家人關係那麼複雜。或者說，至少朋友關係的複雜是屬於另外一種。親情或多或少都具備了身不由己的成分，而友誼則可自由選擇。這也意味著這兩種親密截然不同：既然都選了這些人當朋友了，自然得更加用心、小心呵護這份友情。朋友之所以在你身邊，是因為他們對你的愛和道義。說難聽一點，必要的時候他們可以和你斷得一乾二淨，這是家人不會做的事。

我說不清到底是因為自己難搞的個性或精神疾病，不論是哪種情況，我都失去了很多朋友，這是意料中的事。要當個怪胎並不容易。這對任何人，就算是個心理健康的人也一樣。喜好與他人不同，或者被周遭的人視為異類，這種孤獨實在難以形容。你會覺得沒有人懂你，基本上也確實如此。你好像跟一切都不對盤。你老是在關鍵時刻口不擇言，所以多數時間你都在思考自己剛才為什麼要這麼說。你如此用心經營友誼，對朋友的渴望勢必更加強烈，而這會讓許多問題加速浮上檯面。

我本身就是個怪咖，心理問題又讓我變得更加奇怪，所以我的友誼向來都是草草結束。隨著年齡增長，我對交友這件事算變得比較在行，但真正在行的也就僅止於如何維持友誼而已。而且正如大家所料，我成年後**幾次**與朋友的徹底決裂，大多該歸咎於心理問題。

我在躁期發展的濃烈情誼以及展現的交際能力，經常在我變回真實的自己後前功盡棄，後繼無力。在鬱期我不想外出，不想見人，除了應付最基本的需求外我完全不動。

最近一次鬱期嚴重發作的期間我什麼事也不能做，所幸有兩個朋友在身旁照顧我，陪我度過。老實講，我對他們很壞——我曾一度刪掉我臉書的帳號，不回他們的簡訊，不理會任何來電——他們對我還是不離不棄。照理來說，多數人可能都不會這麼做。

前面提到過，我的大學室友真的直接從我身上跨過去，好像認識我是什麼見不得人的事，我沒有什麼在學校交的朋友。我知道你會問：那大學復學後的交友情況呢？老實說那段日子還不致於有什麼不好的經驗或發生什麼問題，因為我大多時刻都是獨自一人，當時我和一個不適合我的男友住在一起，我整天都把自己關在屋子裡。所以，二十三歲之前，我幾乎沒幾個真正的朋友。當然，我也有過一、兩個零星的朋友，我們的感情如膠似漆，但我從沒有過「一群死黨」。就像其他得不到的東西，一個屬於自己的交友圈子對我而言也似乎遙不可及——我太過異類，以致沒有地方容得下我；我太過神經質，以致不能像自己渴望的那樣有一群可以親暱笑鬧的死黨。

不過，就這麼一次，我終於嚐到了快樂的果實。我生命中仍有許多方面需要每天不斷奮鬥，但社交生活不同，總算是上了軌道。我歸納出兩個因素：我最好的朋友以及我搬去倫敦後遇到的朋友。我在倫敦結識的朋友個個聰慧有趣而且想像力豐富，他們要不就是很有同理心，要不就是自己本身曾經歷心理方面的問題。我可以坦白地說：「抱歉，我不能參加聚會了，因為我的恐慌發作，而且非常嚴重。」他們不會在我背後意有所指地翻白眼。我可以告訴他們我的情緒，我的過去，他們都能接受。他們不像許多人那樣對我的精神疾病大驚小怪：我在躁期做的一些事雖然常被當作笑料來說，但不會被看成是什麼稀奇古怪的事。對他們而言，去理解躁鬱症患者的怪誕世界算不上什麼冒犯。那只是真實的我罷了。要求別人不要排斥你或是把你當成怪胎或許還差不多，但如果要用到尊敬二字就太過了。我敢肯定其他人對朋友圈這一塊想必有許多美好的經歷，但對我來說，僅僅有群朋友圍在身邊就已經算是一種不可多得的特殊體驗了。

至於我最好的朋友——用噁心的方式來形容，她是我的心靈伴侶。我們有某些相同的精神官能症，她有趣、怪異、尖刻、黑暗，而且也同樣聰明。她和我一樣渴望得到別人的關注。儘管遇到的痛苦和我不同，但她還是可以完全了解我自述的心理方面問題，就算我講的東西奇怪又不正常，她也能一聽就懂。她願意安慰我（但適可而止），她支持堅韌的愛，無數次成功地介入我的生活。

對那些可以正常交友，不用一直擔心自己的精神疾病會把別人嚇跑的人來說，有一個要好的朋友可能並不是什麼了不起的事。我的感情生活向來都是如膠似漆、浪漫唯美，這根本就不切實際，我的幾個伴侶都因為這樣令人窒息的相處模式而無以為繼。

我想這是因為精神疾病會讓人失去自信，會讓人全心全意相信自己內在的某些東西生來就是壞的，是錯的。每件事都在證實這個信念：像是交不到朋友，或是社交焦慮，或是和情人分手，或是無法重新開始等等。這樣的結果就是變得不再奢望——事實就是如此。我就是和別人不一樣。

所以當你發現有人不知怎地**就是他馬的懂**，就是能了解，能體會，而且真心實意在乎時，你們的友誼就會變得更深厚，比生命中的任何事都令你滿足。我絕對不是什麼脫胎換骨的感人故事主角，我不像那些故事裡的主人翁因為在公車上遇到了某人或愛上了誰或什麼的就讓嚴重的憂鬱病情好轉，進而振奮人心地恢復了正常（我看到這些劇情就想吐，我認為他們根本不是真的知道或了解什麼是精神疾病）。不過對我來說，這樣的朋友可以讓你的生命得到救贖，這真的不誇張。它真的可以。

建立支援網絡

所以，沒錯，要找到這樣的朋友很難。我花了二十三年才在真實生活中擁有「一群」好友，因為要找到並留住願意在你與疾病對抗時仍然不離不棄的朋友真的好難。不過，你可以透過一些方法來建立一個網絡並繼續維持下去。

• 誠實以對

如果不誠實以對，你絕對無法保有一份圓滿的友誼。我不是要你把自己的精神疾病狀況到處向所有認識的人、應酬上的朋友、偶爾在辦公室茶水間裡交談的人說。不過，就親密好友而言，我向來都主張誠實為上。我和我的精神疾病是無法切割的——我們是一體的。

最棒的友誼會讓你知道一些你自己難以發現、難以探索的自我本質。不過，要成就這樣的良朋益友，你必須屏棄掉一些自我——這包括全部的你，你的思緒，你的恐慌發作，以及一切的一切。

同樣地，一旦遇到這類的溝通和解釋機會時，你也必須誠實。我有很長的一段時間處於嚴重的憂鬱期卻沒有告訴我最好的朋友，這麼做真的一點好處也沒有。也許是因為不想讓她擔心，也許是因為抱著一絲期望：以為只要不提起，就會主動消失（以下文字有雷，慎閱！它絕對不會就這樣憑空消失）。就算難以啟齒，你還是得告知朋友自己目前的狀況，這樣比較有幫助。最起碼他們會用一些貓咪圖檔、文章連結或是喝杯咖啡來轉移你的注意力，或許可以讓你在一個小時的空檔裡暫時忘記自己的悲傷。

• 上網

這個部分在本書的後半部會有更多的介紹（請參照頁二一七至二三三），網路上有許多對你心理問題很有幫助的線上社群（論壇、專門網站、推特……那裡有一大堆人與你的情況相同），那些人了解你的問題，他們會聽你訴說自己的感受，並且給予你誠心的建議和協助。這股力量就許多方面來說都不同於「現實生活中」的朋友（比如說，與某人用電子郵件交談就和與某人一起喝茶的感覺不同）。而且效果並不會比較差，特別是使用電子郵件對你而言比較容易應付的時候更是如此。

對我來說，推特上的廣大社群曾經不只一次救了我的命。就算不談心理問題，上面也有許多源源不斷的開心對話、文章分享以及別人的生活點滴，至於那些我收到過的，那些實用的心理問題援助和建議就更不用說了。它們一直是我實質的慰藉。也許你並不適合這麼做（你也許不習慣在網路分享自己的想法），但仍然值得一試。

• 出門找點事做

走出戶外做些什麼有兩個好處。其一：你會和朋友比較親近，或許會再交上一、兩個朋友。其二：找事情做對你的心理健康會有幫助。

關在家裡是不健康的。這很難解釋，有時候也很難避免，但絕對不利健康。這會在不自覺的情況下讓既有的問題惡化，也會讓你頑強地抗拒一個事實：你自己生活中那一丁點的不如意並不等於整個真實世界。你越是自我封閉，就越難回到真實的世界裡。我曾經在連續獨處數週後參加聚會或是去夜店，並發現自己的聲音變得細小微弱，嗓子也因為恐懼和遲疑整個收緊，完全講不出話來（當然啦，我也沒有什麼可以聊的話題）。認真說起來，我在這些場合裡的互動並不是很好。這些地方帶給我的不是成就感或歡樂，卻讓我更想躲著不見人，但這樣下去只會讓我的病情再次開始發作。

和同事一起逛夜店或是和伴侶見面喝杯咖啡能幫你敞開心胸去體驗新的事物，這些都是好的開始。你會面對一些社交上的壓力，這顯然對你有利，對身體或是心理都是一種刺激。你也會呼吸到新鮮的空氣，最重要的是你會動起來，不再賴在床上。此外，外出幾個小時後再回到床上睡覺的幸福，這箇中的滋味大概只有人類才能體會。

幫助精神疾病患者的實用方法

很多關於心理健康的書籍都會以超含糊不清的方式來告訴你要**關愛**、**重視**你的朋友。可是我在幫助他人的時候並沒有興趣去玩什麼**思維**或**理念**的花招，我要的是鐵錚錚的事實。我要做的是列出我能做的事。我要的是實用。我要能實際給予援助。我會透過勵志的宏觀思想來慢慢灌輸男朋友快樂是如何稍縱即逝嗎？不。我要做的是幫他離開他的床。

所以，這裡不提供一些你之前或許聽過的虛幻建議，我只列出一些你可以在朋友憂鬱時幫他一把的實用方法（這些當然不是唯一的方法）。

• 帶他們出門

我們已經知道外出走走的好處。離開屋子是有利的，新鮮的空氣真的很棒。雖然不會讓誰的憂鬱症痊癒，卻可以暫時明顯地提振他們的情緒——讓他們更靈敏、更清醒、更有活力。

他們很有可能不想外出。你要他們出去走走的建議想必會遭到回絕。不過，這個時候堅持下去真的會有幫助，因為你鼓勵他們去做一件少少付出就可以得到大大回報的事。每一次別人建議我出去走走時我一定頑強抵抗，但當我最後被逼著出門後，我真的比較好了。當然，在整個過程中我可能像個小孩子一樣抱怨個不停，但我還是照做了——而且每次回來後我都覺得好慶幸自己真的走了出去。

實踐方法：

- 找一個平靜舒適、景色秀麗的散步場所；一個安靜、清新、又不費力，可以四處閒逛的地方，像是海邊，河堤或是公園。
- 找他們外出野餐（這個辦法可能只適合夏天，或是不會一直下雨的地區）。
- 找他們出去喝杯咖啡或喝杯酒。走路去店裡，喝完再走回來。

• 做家事

憂鬱症最讓人討厭的就是會讓你完全失去自理能力。我前面提到，在情況最糟的時候就連沖個澡都難如登天，更別提洗衣服，打開郵件或是打掃家裡了。幫忙做一些家事大概是你能力所及範圍內對他最有實質幫助的事。這也是最容易辦到的事，因為家事可以切分成許多細項，想做的時候就可以做。居住環境乾淨整潔，對改善居住者的情緒而言也會很有幫助。

我最近橫越整個倫敦去幫一個無法自己領藥的朋友拿藥。這大概每天花費我一個半小時的時間還有少許的精力：我搭一個小時的地鐵，走路去藥局，和藥劑師交談，然後離開。這不是什麼大不了的事。但對我朋友來說，這是大事。不只是因為我做的事對他有實質的幫助，這件事對他而言有迫切的需要，也因為我的所作所為足以顯示我對他的在乎——雖然只有片刻，但至少讓他覺得自己沒那麼慘。

實踐方法：

- 讓他們自己打一通不想打的電話。譬如說打電話給醫生預約或是打給水電工，一些他們拖拖拉拉一直沒做的小事。
- 和他們一起查看他們未讀的信並且將信件分類：哪些信要回，哪些信要歸類，哪些信要丟垃圾桶。幫他們將不要的信放入碎紙機銷毀。
- 幫他們洗些衣物——你可以結合洗衣與散步，和他們一起散步到自助洗衣店，或者你可以單純地繞到屋子後院，將衣物塞進洗衣機裡。
- 洗碗。就算不在憂鬱期，我也很不想洗碗。有人來幫我洗碗或是做其他的打掃工作真的幫助很大。
- 幫他們丟垃圾。
- 幫他們處理一些日常瑣事：稅單、帳單以及一些必要聚會。就算只是在一旁陪著他們處理並沒有接手代勞，你也可以讓他們感覺到滿滿的支持。

•食物，食物，食物

在危急關頭，健康飲食乃首要重點。你要不就是因為昏沉無力什麼都不吃，要不就是半夜兩點瘋狂大啖洋芋片。熱食？熱食是什麼鬼東西？一天五餐？哈哈！別傻了。

實踐方法：

- 帶他們出去吃晚餐。不用吃什麼特別昂貴的東西，只要拉他們走出戶外即可，讓他們吃一些可口健康的食物，對改善心情會大有幫助。
- 邀他們來家裡吃飯。把一切布置得舒適溫馨，讓他們覺得像在自己家裡一樣。
- 叫外賣，看是要直接送到他們家裡還是和他們一起享用。
- 去雜貨店採買食材，做飯給他們吃。
- 幫他們做一些不常吃得到的美食。
- 試試全新的食品宅配服務，他們會選配健康的食物，每週配送一次裝有食材和食譜的箱子給你。你的朋友可能不想天天開伙，但如果他們會，這麼做可以表達你的關心**並且**確保他們有攝取足夠的蔬菜。

● 為他們準備一個關愛箱

我一個患有嚴重憂鬱症的朋友每個月都會收到一個關愛箱。對方會在箱內裝滿書籍、甜食以及寫著笑哏和語錄的便利貼。她一直很高興、很驕傲有個人願意不斷花時間、費工夫寄這些給她、逗她開心，並且深感安慰。

這個關愛箱因人而異，所以下列的清單只是參考範例，在對方正處於休眠模式且不想外出時，這麼做可以向朋友表示你的關心、你的重視以及你一直都在，是一種有效又體貼的作法。當然，你不一定要每個月都這麼做，但就事實而言，即使只有那麼一會兒，真的讓我朋友的情緒有了顯著而且戲劇性的轉變，所以我還是強力推薦。如果沒有精神或時間或是沒有什麼點子去蒐羅這麼一箱東西，你也可以為他們到網路上訂購。

實踐方法：

- 好吃的東西——好喝的茶包、你親手做的點心。
- 好聞的東西——香氛蠟燭、線香、香水、浴鹽、身體乳液。
- 觸感好的東西——毯子、幾雙絨毛襪子、新的睡衣。
- 吸引他們注意的事物，像是填字遊戲、文字檢索或數獨的書（這些是我最著迷也是最棒的因應策略），雜誌或是漫畫，基本上就是一些輕鬆簡單的讀物。

• 聆聽

這個超簡單。它就是這麼簡單，事實上只有四個步驟。

實踐方法：

- ✓閉嘴。
- ✓聆聽。
- ✓詢問他們要什麼或是需要你做什麼。
- ✓照著做。

這張清單當然不夠完備詳盡，但請記住一個重點：不管你做什麼，你都不會讓你的朋友擺脫憂鬱。它們只是一些可以讓你的朋友感到被愛、被關心，或許可以暫時舒緩壓力和憂鬱情緒的務實作為。

7. 網際網路

很難想像我的人生如果少了網際網路會如何。我的幾個重要伴侶和所有朋友都從網上認識。我的寫作生涯從網路上開始，包括我的工作，還有這本書也是。我從網路上學到該如何做我自己——我因為網路論壇而成為女性主義者，我對自己和對這個世界的認知全都源自於網站上大量配圖極差的文章、書籍以及報告。我對自己身體的自我意象與概念，對自己的定位，都與網路上的我息息相關。

無怪乎我的心理健康與網際網路間有著錯綜複雜的關連。網路兼具多種功用：一個啟動器、一種心靈寄託、一條救生索、一種癮，也是一種消遣。它可能使原本存在的問題更加惡化並且再衍生出其它的問題，但它也是尋求慰藉、知識、洞悉與理解時不可或缺的來源。它對我人生造成的這些衝擊絕非言過其實。

就像大多數同齡的人，我第一次上網是大約十二歲的時候。我會上網瀏覽一些美國線上（AOL）的聊天室，或是玩尼奧寵物（Neopets）遊戲，這些二十一世紀初期的東西在任何年紀比我小的人眼裡應該都算是令人害怕的老古董了。它們的確如此——之後幾年的網路發展速度實在是太驚人了。

在我年約十四歲的那個夏天，我母親開始長時間工作，於是我不得不自己獨自度過每一個漫長的假日。我大部分的同學都不住附近，至於少數幾個住在附近的，我巴不得躲得遠遠。所以，放假的時候我不是在讀書、寫字或是做些更有意思的事（像是出門去找朋友之類的），我做了任何一個內向又自尊心強的人都會做的事：上網。

我只要一上網就停不下來。我每每上網都是連續幾個小時，之後才晃回客廳翻翻書或看電視。那時還沒有筆記型電腦，所以毫無疑問地，我必須困在一個小房間裡使用笨重的桌上型設備，也無法同時做其他的事。我當時第一次發現那個房間會讓人產生幽閉恐懼症。這個被家人稱為「書房」的房間在我的印象中就是一個大書桌、一個整齊的筆筒，以及一些掛在牆上的美麗圖畫。事實上，它還有一座靠牆擺放、附有書架的櫃子，這讓整個房間看起來更小，更有壓迫感，而且通常你必須越過成堆的書才能碰到電腦，開機上線。

然後，我開始長期作戰——一次上網五到六個小時。在放假期間，我早上八點起床，啟動龜速般的桌機，直到晚上十點才關機就寢。後來我開始半夜也起來上網，我躡手躡腳經過母親房門避免將她吵醒，自己溜進書房坐在螢幕發出的藍光裡。當母親開始對我的夜間活動心生懷疑時，她會檢查電腦主機頂端的熱度，於是我就把包著冰塊的毛巾小心翼翼放在主機上面，讓它降溫。

有一次我母親帶了鍵盤去上班以致我無法上網，但我實在太迷戀微軟即時通（MSN Messenger）以及聚友網了，於是我還是克難地使用滑鼠和符號系統裡的字元對應表來打字、輸入訊息。用這種方法打字肯定是耗時又費工，但這些代價是值得的——因為我終究與他人產生了交流與連結。

網路之所以能帶給我莫大的慰藉，也許主要是因為我天生就是個怪胎。在我居住的郊區小鎮裡，我的想法離譜又難以理解，但在網路上，這些卻是百分之百的稀鬆平常，所以我很容易在網路上找到同伴分享我的興趣與人生觀。女性主義和左派政治在同儕的眼裡不被接受，因為他們大多都是資方和不屬於政黨的保守派，不過在論壇或聊天室裡，我找到了認同我觀點的人。我對所愛之事的過度沉迷在真實生活中經常被人嘲笑，但在網路世界裡，這些熱情卻能得到鼓勵。在網路上有幾千個獨樹一格的小團體，他們都有共同的喜好，而且和我一樣熱衷，他們懂得這種熱情在現實生活中往往被視為異類，遭到疏離，而且不容於世。現在當我瀏覽推特自動轉貼的發文以及與網友閒聊的時候，我仍然驚奇不已，竟然會有這麼多人與我連結，與我分享我最感興趣的種種。我永遠忘不了第一次踏入這個世界的那一刻。那感覺是那麼契合、那麼興奮、那麼重要——事實也確是如此。

這塊天地讓我覺得自己是如此與眾不同，所以我開始試著思考、談論並寫下自己的感受。我必須承認，我並不擅長表達自己。正如先前所說，我對莫里西和雪維亞．普拉絲太過入迷，而且我把自己的苦難寫得太傳奇了，因為我想不出其他表達得更為具體的方法。我主要是寫一些拙劣的詩文貼在聚友網上，並藉此贏得許多恭維（不過很奇怪、也很難理解的，這些恭維全都是一些年長男子寫的，他們都快要成為我聚友網上的前八名了）。

我從別人的口中得知（或許說得虛偽一點，我從網路上的許多測驗中得知）我可能不單僅是感覺難過無聊，或是正值青春期，我有可能是心理生病了，這是我第一次感覺到自己的經歷是有根據的，是有意義的。聽到別人說：「噢，沒錯，我也會這樣。我也會有這種感覺。」讓我有了信心和力量去尋求協助，讓我了解自己不是什麼拚命想引人注意的小鬼。

在我年紀愈漸成熟，對自己也逐漸了解之後，網路在我生命中扮演的角色比重漸漸從自我發掘、自我認知轉移到自我照護。我使用推特上的主帳號發文，內容大多是我自己寫的文章，有時也會貼一些愚蠢的笑話和有關我家貓咪的點點滴滴。不過，我還有第二個私人帳號，我會用來向幾個經過篩選的特定網友訴說我的困惱，談談我的生活，並探究他們的世界來尋求心靈的慰藉。這個小小的群組讓我想起了網路剛起步的那段日子——鉅細靡遺分享生活種種，閒聊某人日常瑣事，他們的晚餐，他們的男友，以及他們的工作。這些絮絮叨叨的流水帳伴我度過了許多難熬的日子。我的許多網友也有類似的生病經驗，所以當我連續發出感覺恐慌來襲或是有自殘衝動的貼文時，他們會真誠而感同身受地快速回應，並給我一些安心又實用的建議。有一次我的恐慌發作得特別嚴重，有幾個網友不停和我閒話家常來分散我的注意力，一位網友還傳一個呼吸練習的動畫圖檔給我。它們對我的幫助真的很大。

知道自己只要敲敲鍵盤就可以和這些真正了解什麼是精神疾病並樂意隨時和自己交談的人取得連繫，實在教我倍感放心。我大多都使用自己私密的推特帳號來談論剛剛喝過的美味柳橙汁或是自己有過的自慰行為或是銀行戶頭透支但自己卻 ¯_(ツ)_/¯ 的感覺[28]，這是讓我平靜下來的小防空洞，也是失序生活的心靈支柱。

網路為何會變成阻礙

我絕對不是在告訴大家上網有多好。我一個十幾歲的小孩對聚友網的訊息如此關注，或是連續上網十二個小時以上，這在當時（現在也一樣）並不正常。把自己封閉起來整天只盯著網飛頻道，整天不斷在網路上發文的行為並不正常。覺得特別沮喪的時候，上網很容易令人入迷，因為它容易親近，最適合內向和想逃避現實的人。如果不想，我可以整天都不和現實生活中的任何人說話。開始成為自由作家後我在家裡工作，我可以有好長一段時間不見任何人。我大多數與人面對面接觸或交談的時機，就是對運送網購包裹到家裡的人說：「謝謝。」我偶爾會出門探險，到街角的小商店買包煙，和店裡的顧客交談。這樣的生活很不健康。我一直試圖逃避現實（試著不要和現實生活中的朋友以及在網路上認識的網友聯繫），一天二十四個小時都是如此。

這就像我包著冰袋的桌機一樣，終究會出問題。國民保健署二〇一四年發表了一篇報告，指出長時間上網的青少年「容易罹患焦慮和憂鬱」，然而，缺乏專業醫療知識的我，並不想將自己的精神疾病歸咎於某特定的原因，我只能就自身的經驗平心而論：上網肯定加劇我病情惡化的速度。

如何確保網路安全

瀏覽湯博樂微網誌（Tumblr）、推特或是搜尋一些含糊曖昧的辭句都有可能會引領你進入一些以自殘為主題、以及上千個談論飲食失調症的部落格和論壇。這些案例的分享與交流，主要是為了助人，而且多半無害。

不過，我在網路上遇到的最大問題是上面有太多鼓勵自殘和支持自殺的社群網站。近幾年來，這類社群越來越失控，據報導，有幾個案例根本就是受了不曾謀面的網友慫恿才自殺的。這種事似乎不太可能遇到——畢竟想要幫忙、願意傾聽的人，遠比那些教唆他人自殺的人來得多。所以這些案子本身只是少數的特例。但問題的徵結是這類網站確實存在：這些網站告訴你如何自殘、從哪裡下手，避開哪些食物以及如何把沒吃的東西藏起來，甚至是哪些藥丸搭配組合最有自殺效果，而且最不會感到痛苦。就是這類網站將我一步步推向自殺的境地：它們幫我擬定計劃，讓我覺得自己極端又絕望的抑鬱是合理的生活態度。要你別去瀏覽這些網站似乎顯得我很虛偽，但我真心建議：**不要造訪**

28 表情符號，表示不屑、無奈、聳肩的情緒。

這些網站。

• 安裝網站過濾程式

當你覺得自己很想去看那些勸誘自殘或鼓勵自殺的網站時，在理想世界裡我會建議你直接把電腦關機就好。但很不幸地，我們並不是生活在理想的世界裡，而且這個建議根本就不切實際。所以，我會建議你安裝網站過濾程式。有將近一百萬種的網站過濾程式可供選擇（瀏覽器會自動引導你下載至電腦），嚴謹程度各有不同。有些程式會在某段時間內封鎖特定網站（大約是二十分鐘或半個小時），但有些程式真的管控得非常嚴格，除非封鎖的時間結束，否則即便你關掉電腦、重新開機也還是無法進入那些網站。有許多網站過濾程式都設定不能在封鎖期間內從電腦移除，這意味著你絕對不可能繞過它們的防護。

這當然不是最好的解決之道，而且你或許也沒有足夠的意志力可以每次都按下鍵盤將那些網站阻隔在外，不過，如果你感覺自己快要無法自拔地鑽牛角尖時，它們真的很實用。當你覺得意志消沉、心煩意亂、無法集中精神工作時，它們也是提高生產力的有效工具，所以值得好好研究，多多利用。

・更改你的隱私設定

有時候上網發文訴說自己難過的情緒似乎是你唯一能做的事。你想表達自己，你想說說自己的痛苦。我發現自己經常在推特上發表求救的訊息，而且一再貼了又刪，或是覺得有股莫名又難以平息的衝動，想**說些什麼**來表達自己的感受。不過，在開放的推特帳號或臉書頁面等公開場合做這些事，絕非明智之舉。

這是我從過去種種經歷中學到的教訓。說到在鬱期發表悲慘文章的這種行徑（內容通常模糊不清、不知所云），我現在已經好多了，但是在過去的十年裡，我的情況實在嚴重。躁症發作的時候，我對自己頻繁又尷尬的貼文也是懊悔不已。我精神病發的時候情況最糟，不過，其他時候也好不到哪裡去，因為我隨隨便便一天就能發一百次文章。事後我通常會覺得很難為情，而且大多都會刪除這些貼文。

當我回過頭去看那些貼文，尤其是臉書文章，我會後知後覺地發現那些留言給我的人絕大多數都不是真心在乎我的感受。他們會感興趣是因為我看起來既瘋狂又奇怪，因為他們愛看熱鬧、想聽八卦，因為他們想摻一腳、刷存在感。如果這些人之中有人真的在乎我，他們會罕見地私下和我聯繫，或是有一些更實際的作為。他們會問我是否需要幫助，或是聯絡我的家人和好友確認一下我的狀況。那些人從來不曾如此。

隱私設定是另一個解決之道——雖然不盡完美。臉書的功能設定可以讓你指定你的每篇貼文要給誰看，你的文章可以和社會大眾或是和自己的朋友分享，你也可以選擇針對特定人士隱藏你的貼文。當我感覺自己開始憂鬱或狂躁，或知道自己正處於非常糟糕的狀態，我會把系統預設的讀者改成「只限本人閱讀」。如果我希望別人看到這篇貼文，我必須手動變更設定，這讓我有緩衝的餘地可以想想自己在說些什麼，我想和誰分享這篇文章，以及是否需要將它攤在六百多個——很多我甚至不太認識的人面前（他們根本就不知道我是誰）。

不過，如果是推特就麻煩多了，因為它只有封鎖或公開這兩種選項，而且即便你封鎖了自己的帳號也無法把那些已經看過你推文、將你設為追蹤對象的人阻隔在外。心情糟糕透頂的時候，我會關閉推特帳號來防止自己不停發文。在帳號、追蹤者以及貼文永久撤銷之前，你可以關閉帳號三十天，好讓你有足夠的時間可以弄清楚自己真正的感受，以及自己想要如何擺脫這種強迫性的發文行徑。

- **留意自己的網路行為**

試著注意自己對網路的依賴程度以及自己都上網做些什麼。你是有節制地使用網路還是熬夜上網到半夜四點，隔天才睡眼惺忪、精神不繼去上班上課？你都上網和朋友聊天、寫文章或是閱讀一些有趣的訊息？或者你都上網瀏覽一些有關自殘和自殺的網站？你的貼文通常都是正向與中庸的論調，還是你發現自己的貼文越來越負面，越來越悲觀？

留意自己使用網路的模式，對於監控自我情緒以及反應在網路行為上的異狀都有實質幫助。在網路上你隨時都可以找到記錄情緒的園地（請參照頁七二）。請養成記錄自己網路行為的習慣：都在什麼時候上網？是否在情緒有特殊起伏的時候上網貼文？上網時腦袋裡想的是什麼？把這些寫下來，至少問問自己，這是分辨哪些行為有問題的好方法。

• 不要用網路來取代治療師或醫生

上網搜尋自己診斷結果的相關訊息是好事。在接受診斷之前調查一下自己的狀況也有幫助。不過，有一點一定要記住：絕對不能用網路來取代專業的醫生。

網路上可以找到許多判定自己是否患有某些精神疾病的測驗，你可以花一個下午測驗看看自己到底屬於哪一種人格異常（別懷疑，我已經這麼做了）。但是，即便這些測驗和醫生進行的測驗一模一樣，你也不能用來取代實際的診斷和專業協助。有些測驗感覺與醫療無關而且毫無科學根據，就算真的反應出你的病況和程度，也無法幫你正確診斷自己的病情。如果你的精神疾病才在初始階段，而你正試著搞清楚自己目前的經歷和感受是怎麼回事，它們會是個不錯的開端。但你一定要抱持著懷疑的態度，將其視為眾多專業精神醫療中的一種輔助方法。

• 規定自己某個時段不使用電話或電腦

上網很有趣。網路世界很精彩。但，請容我說一句：那就是，不要上網。我知道，我知道，這聽起來很假道學。但真的有用。

請試著在上網和離線間取得適當的平衡。想要在這兩者之間劃出一條清楚的界線，是很困難的事，即便是和朋友面對面聚在一起的時光，也經常被使用網路的零星片刻所打斷。可是，如果你上網的時間比離線的時間多，而和朋友、家人聚會的時間老是一直遭受手機的干擾，那麼休息一下或許才是明智之舉。

你無須完全戒掉網路，只要每天試著撥出一點時間，讓自己不要使用手機或電腦即可。睡前的片刻就是拋開手機和電腦的好時機，根據調查結果顯示，睡前盯著螢幕會影響睡眠品質。心理衛生公益機構 Mind 也建議循序漸進：從停止上網十分鐘開始，然後慢慢拉長離線的時間。

在這個時候暫時關閉帳號也有幫助，就如同我先前提到，在發作期間暫停推特和臉書幫了我大忙，這讓我有足夠的時間和空間想想自己和自己的感受，進而改變自己的行為。拋開網路也迫使我去和其他人交談，走出屋外去做一些正常人會做的正常事。雖然我從來就不是個正常人，但偶爾假裝一下也是不錯的。

如何確定你得到的資訊是正確的

網路另一個重要的優點就是能讓所有人都獲得大量的資訊，而且幾乎都是免費。除了社交媒體和部落格那些基於個人觀點的世界之外，也提供了無數的真相。教科書、小說、學術報告、百科全書……很少有你在網路上找不到的東西。網路也是很棒的資源，可以幫助你了解與判斷，例如藥物、治療，或是相關疾病初步的心理和生理病徵。

事實上，每個人都可以上網發表他們想要發表的任何訊息，這是好事——小眾族群可以擁有之前無法擁有的發聲管道和平台，這是顛覆歷史的一大創舉。但這也意味著，那些在特定議題上並不確定自己在說什麼的人，可以隨意發表任何他們想要發表的意見，因此，網路上也充斥著大量的垃圾資訊。我在網路上看過很多有趣的自由辯論，大家對於心理健康各自持有不同的觀點，但我也看過有人在網路上發表具有潛在危險的文章和謬論，並散播錯誤的想法，有些根本就在騙人。

所以，當你上網找資料卻不知要相信誰的時候，你該怎麼做呢？

• 只造訪你信任的網站

在上網尋找心理健康的相關資訊時，我有幾個十分安全的網站口袋名單。一些心理健康公益機構，像是 Mind、SANE、Rethink 和 Time to Change 都能提供詳盡完整的資訊以及許多實用的建議。由 YouthNet 經營的網站 Mix 也有專門寫給年輕人閱讀的文章、案例及解說，每個主題都會分拆成數個淺顯易懂的細目。

這些網站都能簡單明瞭地提供你有關心理健康的種種真相，而且最重要的是**值得信賴**。此外，這些網站的經營團隊個個學識淵博、平易近人，如果你需要更進一步的資訊，他們都很樂意提供你有關特定主題的資料或解說。他們也都會使用社交媒體，所以如果不想打電話，你還是可以透過社交媒體來聯繫。

• 一而再、再而三確認

你讀到的資訊也許看似正確，但在採納任何建議、實際採取行動之前，最好還是再次確認是否有事實根據。首先，上網搜尋一下。網路上是否還有其他人也這麼主張？如果有，是誰？這個人是否具有公信力或是值得信賴？還是只有少數幾個亂七八糟的部落客這麼寫？如果你還是不能確定，尤其當這些建議需付諸行動而且可能弊大於利的時候，請與心理健康的公益機構或是專家聯絡。

• 不要排斥網路以外的途徑

有網路可以幫忙解答大大小小的疑問真好，特別是當自己不敢大聲說出心理方面的問題，或是不敢在真實世界裡說出來的時候，網路真是幫了大忙。可是，請不要害怕把你的煩惱帶入現實生活中。

整體來說，家庭醫師、諮商師、精神科醫師或心理師真的比網路上的陌生人更有能力解決你的問題。也許他們的治療或方法並非十全十美（沒有人會否認），但他們受過訓練，也有經驗，且經過認證，他們可以提供你需要的建議和幫助。

***

我尚未真正擺脫網路強迫症。當我處於鬱期或躁期的時候，我的網路生活第一個受影響。我要不就是發文太多，要不就是閉關太久。我在網路裡閒晃、著了迷似地直到清晨六點，眼睛一直盯著愚蠢的網紅或是網飛播放的連續殺人魔記錄片。換句話說，原本正常的上網行為變成了病態的上網行為。

不過，近幾年我已經比較留意自己上網的情況了。這真是一大挑戰，主要因為我是個網路記者：我要上網搜尋文章，而且我是一個令人尷尬的、多產的推特用戶。我朋友使用網路的模式與我相同，所以我們在網路上規劃活動、夜間聚會或是夜店行程。在不加思索的情況下，已經自然而然成了我生活的一部分。網路不再像十年或十五年前那樣是一個與世隔絕的「空間」了，應該說，它是我日常生活的實質延伸。

不過，就像任何事，關鍵在於適度。酒在大多數人的生活中也占有一席之地：他們會在晚餐時喝杯紅酒，或是在倒楣透頂的一天結束後喝杯啤酒，或者，他們會在酒吧裡跟好友聚會。不過，這並不表示他們喝酒不知節制——才怪！當我們喝得太多，或是在不應該的時候狂喝，或是在大白天喝上幾個小時，或常常有喝酒的欲望，通常我們都會有所警覺。上網亦然。斟酌使用網路，觀察自己上網時的情緒，這些謹慎作為似乎不太正常，但在如今網路與「現實生活」越來越難區分、界定的時代，這對心理健康而言實在是至關重要。

8. 復原和復發

當我終於從第一次完全崩潰的情況下恢復過來時，我以為自己熬過去了。沒錯，我曾經是個精神病患，但我當時認為那只是一種狀態：我是有些沮喪，但應該沒什麼**精神疾病**。我會完全康復，重拾原本的生活節奏，回大學讀書並且再次過著正常人的生活。我會避開那些把我推向失序狀況的觸發因子。我會好好睡覺。我不再飲酒過量。我會每天乖乖吃藥，直到我不再需要吃藥為止（甚至是永遠都不停藥）。我就是不認為精神疾病是一種長期的狀態。我原本是很樂觀的。

當我開始和「正常人」有了「正常的」交往關係後，我更是如此深信不疑。事實上，我們這段註定失敗的關係根本偏離了主題：我們做正常人做的事，像是去磚砌的咖啡店裡享用昂貴的早餐，還有存錢準備支付買房的頭期款。我們選購訂婚戒指，討論孩子的名字。我們做的這些事大致而言我都不是很感興趣，但我覺得這是「正常」人生必要的經歷。我以為這些作為可以保護我——一只便宜的傳統婚戒是我的護身符，可以保我再無發作之虞。

當然，我錯了。我的迷思讓終究惡化的病情變得更為棘手。我以為復原是一條直線。我以為起點一定是從底部開始，在X軸和Y軸之間慢慢攀升，逐漸發展。我以為它會一直進步，不會瞬間下降歸零。所以，當同樣的狀況再度出現，我一下子就被擊垮了。

根據研究報告顯示，精神疾病的診斷比我們想得更為複雜。在「有病」與「沒病」、「健康」與「復原」之間從來就沒有清楚的界線。它是不停滑動的刻度，是不斷調整的區間，不管看起來多麼正常都一樣。所以我的病情經常在刻度一到十之間游走。並不是今天「瘋狂指數六」、隔天「瘋狂指數八」這樣的情況——其中的變化微妙複雜、模糊難辨，沒有前例可循，也不適用二分法。

復原也是如此。

一開始我並不知道。我以為「復原」很簡單。話說，一個人在什麼時候是「健康」的？「健康」指的又是什麼呢？許多政府認可的研究報告表示「健康」是指這個人擁有工作的能力，但對我而言這種說法似乎有待商榷。因為這種主張或多或少都與人必須「要能付出、要有貢獻」的社會期望息息相關，再者，這樣的論點與我自身的經驗並不相符。在我發病最嚴重的期間，我每天還是勤奮不懈、努力工作。就那些標準來看我是健康的：我只要可以勝任我的工作就行。但我絕對不健康：在每天工作的八個小時裡我有六個小時都在琢磨自殺這件事，直到生病為止我每晚都喝酒，而且不斷自殘。我一點也不健康。

沒有自殺念頭時的我又是如何呢？我仍舊日復一日為精神疾病所苦。寫作時，我有一年的時間沒有吃藥，除了幾次明顯的發作之外，我的狀況一直都很穩定。我很少自殘。現在喝酒也比以前少多了，尤其是自己獨處的時候。我對自己的工作不僅遊刃有餘而且還做得有聲有色，我是真的樂在其中。不過，我每天還是承受著躁鬱症的折磨：焦慮，偏執，強烈且持續不斷的侵入性想法與情緒起伏⋯⋯。就某些標準來看，我根本就不健康。但用其他的標準來說，我已經「復原」了。

我想這就是「復原」如此難以界定的原因：根本就沒有真正判斷的標準。像Mind或是精神健康基金會（MHF）這些公益機構也承認這個事實，並提到復原是一種「旅程」或是「過程」，而不是某個特定的時間點。這種形容合情合理——因為即便你每天都勤奮不懈地記錄自己的情緒，也無法具體衡量「健康」與否，也沒有數據可以量化精神疾病的程度。

然而，這種無所適從讓我對自己的病情心灰意冷。我誤以為總有一天自己會完全康復，我的人生會真正回到原本的正常軌道。我以為「復原」意味著一切都會變得完美，失序的情況永遠不再出現。所以，就如同前面提到過的，每當出現失序的狀況，不管多小我都覺得是致命的挫敗。這種反應基本上是不切實際的。人生在世總會遇到大大小小的挫折：有時工作不順老闆對你大吼；有時別人會讓你難過；有時早上醒來你就是沒來由感覺心情超差，可是，我並不把這些視為生活中的必然現象。在我如史詩般可歌可泣的復原之路上，我把每一種挫折都看成充滿戲劇性的挫敗。

最後，我為復原做了許多努力：那就是吃藥和心理治療。

藥物

我吃過的藥太多了，幾乎已經記不得哪些吃過、哪些沒吃過。一開始我服用選擇性血清素再回收抑制劑——這是入門款的基本抗憂鬱用藥。百憂解（fluoxetine）、舒憂膜衣錠（citalopram）、克憂果（paroxetine）和樂復得（sertraline），這些都無法幫助我戰勝病魔（雖然舒憂膜衣錠可以暫時減緩我的焦慮）。出現這樣的結果，基本上並不是因為無效，而是多年來沒有人仔細聽我描述自身的情況。我只是吃錯藥了。

因為我得的是躁鬱症，而選擇性血清素再回收抑制劑主要是用來治療單純的憂鬱症，在某些情況下只會讓我的病情更糟。樂復得將我推向混合的情緒狀態，我極度激動、焦躁不安，而且異常狂躁、亢奮，但我同時也感到絕望、憤怒與悲傷。這兩者彼此抗衡、拉扯，卻絲毫沒有互抵、消滅。我做了許多自己躁期會做的事：我不停與人交談，一天更新臉書狀態好幾次，不斷在推特上發文。唯一的差別是我沒有狂熱澎湃的喜悅，取而代之的是易怒與生氣。我一直在推特上發文訴說我有多麼**憤怒**，我覺得自己是多麼**錯亂**。這些文章讓人倒盡胃口，也的的確確造成了他人的困擾。

在確診躁鬱症後我開始服用抗精神病藥物思樂康（quetiapine）。它讓我渾身無力，無法正常生活，讓我的體重像吹氣般快速增長——我一個月大了兩個尺碼，不過，我少得可憐的自尊心並沒有因此受到什麼影響。況且，和另一個副作用比起來，那根本不算什麼——我每晚要睡上十二到十三個小時，而且白天要拚命掙扎才能保持清醒。搭公車上班的途中我經常坐著坐著就睡著了，醒來時才發現自己已經身在倫敦南部，距離公司幾英哩遠的某一站，被公車司機叫下車。我在開會的時候睡覺，我本就非常貧乏的社交生活完全停擺。我唯一想做的事就是睡覺。我唯一做的事也是睡覺。當討厭的週期又開始時，我傍晚下班後六點半到七點回到家就立刻上床睡覺，一直睡到隔天早上才醒來。要是沒有固定工作，我一定一天睡二十個小時，剩下的四個小時則是處於失神狀態，像具行屍走肉。

我還發現在正確的時間吃藥真的非常重要。我一直很習慣隨性吃藥：早上九點或是晚上九點服用避孕藥對我來說沒差，於是，服抗憂鬱藥時我也是如此（雖然這兩種藥都再三強調最好每天都在固定的時間服用）。然而，服用思樂康就不能這麼隨性想到才吃。某天晚上下班回到家後我忘了服用思樂康，結果一直到半夜四點都還睡不著，於是我當時決定補吃一劑。真是大錯特錯。當被鬧鐘叫醒後我完全動彈不得。我的雙腳真的動不了，我試著起身，但整個人卻癱軟在床上。我也無法言語，我試著對自己大聲說些什麼，聽到的卻是含糊不清的聲音。我走去廁所卻幾乎無法坐在馬桶上，也無法直直地走回床邊。我根本沒辦法去上班。

我決定給我的老闆發封信，告訴他我感冒了，因為我實在無法向他坦白真實的情況。我遲緩地敲著鍵盤。對腦袋一團漿糊的我來說，每一個字母都是座難以征服的小山。最後，我終於完成了這封耗時費工的信。寄出後我精疲力盡地睡著了，睡夢中只覺得口乾舌燥。之後，我發現自己寄出去的東西實在是狗屁不通，不知所云。不過，至少我老闆知道我不是無緣無故請假（雖然他應該會認為我是喝醉了或是嗑藥了，而不是吃了抗精神病藥物）。

思樂康就短期而言確實有效——我沮喪到想自殺的心情很快就恢復過來了，我的情緒某種程度上也改善了許多——但副作用太多了。我不想把這樣的用藥經驗等閒視之，看作常態，我詢問朋友的經驗，結果更是眾說紛紜。有些人服用抗憂鬱藥物救了自己，幫助自己穩定了病情；有些人則覺得吃藥反倒使得病情更加嚴重，或是一點幫助也沒有。有些人把藥物視為日常生活中討厭卻不可或缺的一部分；有些人則把藥物看成是發作期間提振心情、轉換心境的權宜之計——讓治療更徹底、更有效，用來包覆傷口的小繃帶。

如同世間的種種，其實這些終歸是個人經驗，讓自己認識藥物並擁有藥物的必備知識，才能幫助自己。

• 醫生會開什麼處方？

最常見的醫療處方就是抗憂鬱用藥。雖然選擇性血清素再回收抑制劑這種特殊用藥可能不適合你，但如同前述，它似乎是大部分醫生一開始開立的處方用藥。其他還有一堆抗憂鬱的藥物：血清素及正腎上腺素再回收抑制劑（SNRIs），三環類抗抑鬱劑，單胺氧化酶抑制劑。至於治焦慮的則有β-受體阻斷劑（beta blockers）以及鎮靜安眠劑；躁鬱症則有抗精神病藥物（antipsychotics），抗癲癇藥物（anticonvulsants）以及鋰鹽（lithium）。所以，答案是：這些用藥取決於你的診斷結果以及你的醫生所認為的最佳處方。

• 我如何取得藥物？

答案只有一個：請尋找專業醫生。不要隨便拿你朋友的藥來吃。不要從網路上買藥吃。不管怎樣絕對不要擅自用藥。你必須去看醫生。

當發覺自己很難入睡時，我開始服用煩寧（Valium），那是我從一個在黑市批貨的朋友那裡買來的。我以為這是個好辦法：我睡不著，煩寧可以讓我入睡。問題出在哪？問題就出在這藥並不是醫生開給我吃的，我只是大略瀏覽了幾個藥物討論群組和維基百科，我對這個藥物並不是很清楚。結果它是很容易成癮的藥。

當我手邊的藥已經吃完卻無法再取得貨源時，我決定停止服藥。我覺得很不舒服，而且失眠的情況變得更嚴重了。後來我去看了我的精神科醫生，她開了一些適合的助眠藥給我，我在安全有保障（至少沒那麼可怕）的博姿（Boots）藥局購得這些藥。我的醫生清楚我的病史，她手上有我的驗血報告，她了解我，知道我的狀況。這比我自己隨便找藥吃要好太多，也安全許多。

•有什麼副作用？

很顯然地，這個答案取決於你吃的是什麼藥，不過抗憂鬱劑和抗精神病藥物一般常見的副作用就是噁心、頭昏以及沒有性慾。抗憂鬱劑其中一個最糟糕，也是影響我最嚴重的副作用就是磨牙。第一次服用舒憂膜衣錠時，我有四天都在咬牙切齒，緊咬下顎，結果我的嘴巴痛得不得了。那感覺好像前一天吃了一堆迷幻藥，只不過過程一點都不好玩。

開始吃藥治療後，可能你憂鬱的程度及想自殺的念頭會突然變得更加嚴重，看起來好像造成了反效果，但相信我，這種情形很快就會消失不見。

最好的做法就是向你的醫生諮詢藥物的副作用，詳讀並瞭解與你療程有關的資料和報告，上網做功課。只是，千萬別太在意討論群組裡的文章，通常那些資訊都有點嚇人。

沒錯，有很多人都有很不好的用藥經驗，但別讓這些成為阻礙。也有很多人的經驗是好的，只是他們比較少上網發表自身的經驗罷了。在醫藥論文中也列出許多的副作用——是的，猝死症可能會發生在某些服用相同藥物的人身上，但這樣的機率微乎其微，最有可能出現的情況頂多就是被惱人的頭痛折磨三天而已。安立復（Aripiprazole）是現在醫生最常開給我吃的藥，它顯然會「增強性慾」，但也會讓「嘴唇、臉部以及舌頭腫脹」，這讓我的感情生活有了很不一樣的發展。它們其實對我困擾不大。

• 是否會讓我性情大變？

在接受治療之前，我想最讓我擔心的就是變遲鈍。我會變得無法寫作，或者無法再擁有深刻的感受。這是很常見的疑慮。每當我和正在考慮就醫的朋友討論時，這一直是他們最害怕的事。但是，就我開始服藥治療後歷經的種種情況來說，這種問題並不存在。

服藥的用意並不是要讓你變得反應遲鈍或是麻木不仁，而是為了要讓你擺脫憂鬱、焦慮或是狂躁，讓你更能應付自己的情緒。事實上，它不會讓你特別**感受**到什麼，只是讓你更穩定而已。它讓你平靜下來，如果一定要說有什麼改變，它是讓你更容易做回真正的自己。

• 為什麼會無效呢？

不要慌。藥物通常需要一段時間才會開始見效，也許要過一、兩個月才能看到明顯的差異。我的一個朋友說他之前服藥治療了八個月後病情才穩下來，才開始感覺有好轉的跡象。我不是要告訴你即使覺得吃藥沒效也應該繼續等待這麼長的時間，不過，如果你覺得擔心或是沒有耐性，這個例子值得你記在心裡。

此外，你第一次服用的藥物可能不適合你，沒關係的。再試試看：回去找你的醫生，告訴他們那種藥不管用，請他們再試別種。如果這樣的情況一再重覆，和你的醫生重新討論一下，他或許能讓你的治療計劃更加完善。

• 如果／當我停藥後會怎樣？

你最好是在醫生或是治療師的協助下停藥。我從自身的慘痛經驗中學到一件事，在醫生或治療師的協助下停止用藥，遠比自己任意停藥要好得多。擅自停藥是最糟糕的行為。擅自停藥讓你的身心飽受折磨。擅自停藥是下下策。

如果你真的打算自行停藥，請絕對不要立刻完全停藥。先以原先藥量的一半開始，或是以間隔的方式一天吃一天不吃，然後慢慢停止服用。不過，在沒有事先諮詢醫師的情況下，我還是不建議這麼做。你絕對有權力自己做決定。就算有爭議，如果你覺得停藥是對的，那麼就做吧！只是停藥對生理造成的副作用就和心理的一樣痛苦，所以務必謹慎。

＊＊＊

藥物治療可以看成某種萬靈丹，不管你有什麼不適都可以克服。心理健康相關的文獻和書籍都強調你**必須**吃藥治療。不管當下你有什麼潛在的困擾或是壓力，許多醫生一開始的建議就是吃藥。就某個程度來說，這是好的——把精神疾病當成是身體的病痛來治療，可以讓它不再那麼神秘，不再被汙名化。如果感染了病毒要服用抗生素，那麼，為什麼心理健康方面的問題不用同樣的方法治療呢？

可是，有時候藥物治療起不了作用，而且有時候這麼做並不適合你。又或者，你就是不想吃藥。這些都無妨，都沒有錯。你不需要覺得有壓力，覺得自己一定要去做別人認為「你應該做的事」。如果你對是否服用藥物所做的決定是負責任的，是明智的，而且經過深思熟慮，那麼想怎麼做都是你的自由。

不過，如果你從沒試過藥物治療，那麼我想我的建議會是：不妨試試看。大家之所以抗拒是因為不了解——我在生命的幾個階段（包括現在）沒有使用藥物治療。但吃藥好歹是個機會（還是個可能性很高的機會），對病情也許**會有**幫助。如果沒用，那就是沒用了——這種情況教人失望，但可能發生。在這種情況下你有權利放棄吃藥，改而選擇其他不同的方法來治療你的精神疾病。不過在一開始的時候還是值得一試，看看藥物治療是否適合自己。

心理治療

你或許認為我這個自戀狂會很享受心理治療。畢竟心理治療的重點就是坐在椅子上講自己的事講一個小時給不相干的第三者聽，過程中讓對方問一些自己的感覺和想法。基本上和接受歐普拉的訪談沒什麼兩樣——這是我們大多數人都夢寐以求的。然而，從某個角度來看，它並不像歐普拉的訪談那樣有趣，那麼有吸引力。

心理治療強迫我必須說明我自己的所作所為，以及為什麼這麼做。過程中沒有任何的欺騙隱瞞，只有殘酷無情的真相。沒錯，你的心理治療師是（至少應該是）不相干的第三者，但這並不表示他們不能問一些非常尷尬、追根究柢的問題。比起歐普拉的訪談，還更像是警察偵訊。

我並不是真的不去接受心理治療啦，可是這些因素確實讓我對心理治療有點怯步——因為它對我有實實在在的要求。吃藥是一種無償的交易——把藥放進嘴裡，吞下去，希望情緒就此好轉。心理治療困難多了。心理治療要求你詢問自己的動機，目的是調整行為和思考當中的失衡。心理治療要求你要對自己誠實。心理治療還要求你花時間、花工夫像一般人一樣實實在在讓自己有所進步。

我**要**接受心理治療，因為每接受一段長時間的心理治療，我的病情都會有進展。我要勇敢面對自己的生活以及自己的選擇，勇於質問自己那必須問的問題。有些時候我做得到。有些時候我做不到。如果藥物是倒楣一天後用來安慰心情的烈酒，那麼心理治療就是在宿醉隔天早晨站在鏡前對自己的細細端詳。

關於心理治療你必須知道的事

• 多種方法可供選擇

心理治療方法與心理治療師的選擇多到數不清。你想像的場景或許是自己斜靠在長椅上由一位佛洛伊德學派的精神分析師詢問有關童年的種種經歷，而且這種治療可能聽起來非常無趣，其實它的選項多到超乎你的想像。

認知行為治療用意是藉由對思想、感受和行為的檢驗，來改變你的思考模式和行為舉止。精神分析和典型的佛洛伊德學派非常相似。談話治療，正如你所料，就是坐在椅子上講述自己的問題。有一些針對性功能障礙、焦慮、憤怒控管以及其他種種的特定心理治療。還有催眠療法、藝術療法以及辯證行為療法（Dialectical Behavior Therapy）。基本上針對各種不同的問題，會有幾百萬種的心理治療方法和心理治療師。

所以，你自己要做點功課。你希望在治療中達到什麼效果？你是想從過去找到解決問題的答案或是想為將來找到應對的機制？什麼樣的治療師最能讓你自在？你想要的是男性還是女性的治療師？你是否還有什麼可能需要納入考量的特殊要求？比方說，你需要的治療師是否需要特別受過關於非異性戀者的治療訓練？或是專長治療有性暴力或性虐待經歷的精神疾病患者？這些也許看起來對你的治療過程影響不大，但其實是會影響的。最重要的一點就是找到一個可以讓自己完全卸下心防的治療師，這樣你才可能盡量展現你獨特的一面。

你可以上英國心理諮詢與治療協會的網站點選「尋找治療師」的功能鍵，能幫你找到你要的治療師。它不僅能以地區別來篩選治療師，也可以用治療原因（包含性功能障礙、創傷後壓力症候群、自殘等等）來做篩選，此外，它還能以方法（認知行為治療、行為治療、精神分析治療）、以治療對象屬性（家庭、夫妻、青少年）來做篩選。當你不太確定自己要找哪一種治療師的時候，它能幫助你用更多元廣闊的視野來搜尋。如果還是無法確定就寫信或打電話給幾個不一樣的治療師，看看他們是否真的合適。

花工夫尋找一個就私人、就心理學、就知識等層面都能建立聯結的治療師，讓我的治療過程完全改觀。以任何一段正在發展的關係來說，彼此互相聯結是很重要的。很明顯地，是否被喜歡並不是重點，與治療師保持友善自在的關係才是真正讓治療發揮效果的關鍵。我們不是**朋友**，因為那不是這種關係的重點，但我可以明確地說，我覺得受到喜愛、受到尊重，而且最重要的是，我感覺自己**被聽見**。這讓我期待原本一直很害怕的療程；而當我和他談話時，我覺得被了解（他也會因為我講的爛笑話大笑，但我懷疑他只是出於禮貌，並非真的覺得好笑，不過我還是很受用）。

- **你必須要很努力**

心理治療並非易事，這是有些麻煩的地方。你會被迫思索自己的想法和動機，有時候還必須檢視自己的所作所為。這麼做有時能帶來一些啟發，但通常會覺得痛苦，甚至會讓你既尷尬又丟臉。

你可能還必須去面對一些特別難受的事。比如說你可能遭遇過性侵，覺得這件事值得提出來與治療師一起探究。你可能一直拖著不去處理某些情緒或情況，因為那是目前最好的辦法。無所謂，但這些往往正是心理治療時針對的重點。那是很辛苦的過程。

優秀又負責任的心理治療師對這些事情的敏感度很高，他們知道要你去面對、談論這些對你而言是多麼的痛苦（或是尷尬）。或許你並不會因為他的體貼就比較容易說出自己的問題，但至少在努力說出內心感受的時候，你會覺得比較安心。

- **從來就沒有簡單的答案，從來就沒有一定痊癒這回事**

如果你期待對等的交易——付出幾分努力就能得到幾分回報，你可能要失望了。接受心理治療的過程或許會讓你覺得情況有所改善（我確實有這樣的感覺），但不會立即見效，也不會讓你的精神疾病完全痊癒。有些問題可以解決，但有些就是不行。

不過，心理治療**可以**做到讓你覺得比較穩定，它提供你一個較為穩固的基礎來營造更平穩的生活。它可以教你因應的方法，讓你能夠積極地防止（最起碼可以盡量減少）日後發作的機會。我的躁鬱症會跟著我一輩子，但我不會再像以前那樣靠著破壞性的方法來尋求安慰或分散注意力，因為心理治療讓我學會至少要選擇比較健康的方式來應對。我曾經真實又震撼地醒悟過：發現真相的瞬間，我一開始覺得是神在指引我，但之後又覺得這實在再明白不過。經過幾次的醒悟，我發現自己常常自問為何之前就是無法了解這明擺著的事實。答案是因為沒有人問對我問題，我當時一直不知道如何往正確的方向去。

我曾經歷許多次糟糕的心理治療經驗，也許真的令人不快，但正如我前面所說，重點就是堅持下去。雖然我曾體驗了窮極無聊或是可能讓我心靈受創的療程，但我現在還是回來接受心理治療，而且我發現它（嚇死人了）竟然真的有用。

我目前的心理治療師結合了認知行為治療之類的技巧以及心理動力與人性化的治療方法，對我而言真的很管用。他問我的問題一針見血、新鮮有趣，他尊重我的底限，他在治療過程中不斷確認我是否覺得安全，是否能夠繼續進行，尤其當談到比較棘手的問題時，他更是時時注意。自從開始接受他的治療後，我越來越覺得自己有能力處理自己的問題，也更能積極有效地自律自省。我覺得自己在極為安全的空間內漸漸有了挑戰自己動機和行為的勇氣。我感覺自己好像可以真正對自己的心理健康負責了。我覺得（曾經一度）自己更穩定了。

復發

復發是我最害怕發生的事。把我丟進都是鯊魚的海裡也好，讓我走鋼索穿越大峽谷也罷，讓我光著屁股站在裡面全是老同學的屋子前也行……老天爺，拜託，就是別讓我再復發。

有些人可能不清楚，基本上復發意味著正在脫離穩定、滿意的狀況，開始進入精神疾病的週期。它可能發生在任何一個時點——就算病情已經穩定了一週或一年，還是可能復發。

復發應變指南

我堅決反對把「一切會好起來」（it-gets-better）的論調套用在精神疾病上，其中最大的原因就是它會復發（我經常發生）。這**背後**隱藏著深遠的意義：意思就是，你不會永遠都那麼好。事實也確是如此：你的病情不會永遠都在進步。比起最糟的時候，你會覺得情況有所改善。但這不表示你的狀況會一直好轉，或是你就此脫離苦海。

不過，有很多方法可以幫助或緩和復發的情況。

• 留心誘發舊疾的因子

重點就是在開始經歷復發的過程之前，要認清楚可能的觸發因子。就我來說，分手經常會引發我極度的抑鬱，而溫暖的天氣則會令我狂躁。成天往外跑導致睡眠不足也會讓我變得亢奮過動。飲酒過量更會使我消沉陰鬱——只要一次情感特別脆弱的宿醉就可以將我一下子從健康穩定的狀況變得狂亂崩壞。其他還有種種狀況。

我花了好長一段時間才釐清所有的觸發因子，而這只不過是冰山一角。有太多太多表面上看起來無害的情況可以讓我發作。請留心你自己的觸發因子，如果可以，能避免就避免。

不過，你也必須知道一點，那就是復發常常沒有什麼道理可循。有時候你真的沒有做什麼會讓自己再次犯病的事——它就是復發了。但，知道自己需要留意什麼還是有幫助的。

• 擬定計劃

這部分前面已經提過了，但是不論我再怎麼強調都不嫌多。最好的辦法就是和專業人士擬定健康狀態下和突發狀況時的因應計劃，你的治療師是最適合的人選。這個計劃包含緊急聯絡人名單，開始覺得又要復發時的聯繫步驟，或是自我照護方法的列表。

製作一個滿是塗鴉和剪貼圖片的清單、列表或是筆記本（不論哪一種都有幫助）。並放在安全的地方，這樣一來一旦需要幫助，你就會明確知道該怎麼做。讓某個信得過的人也知道這件事。基本上你需要為自己和自己的心理健康彙編一本相關的百科大全。

• 儘快尋求協助

如果感覺自己就要復發了，**請儘快尋求協助**。也許你像我一樣，只要一天過得不順遂就會寫些負面情緒的文字，不過，你還是要時時留意自己和自己的情緒，以便察覺更多即將發作的跡象，這一點至關重要。一天不如意是稀鬆平常的事，但如果一週或兩週或一個月都還在低潮就有問題了。只有一個早晨不想起床或是只有一次抗拒上班沒什麼大不了的，但如果每天如此那就是不正常了。

一旦你開始察覺有這些發作的徵兆，請去找人談談。和你的朋友或是治療師談談這些情況。將鬱症或躁症扼阻在剛開始發展的階段並非易事，但並非不可能。更何況與在發作期間試圖扭轉完全失控的局勢相比，這要容易多了。

● 放自己一馬

請務必記住：這不是世界末日。努力想要康復卻感覺自己好像又回到原點時，實在令人沮喪。那真的是很難過的事——好像付出的一切都是徒勞，好像自己會一直這樣下去，好像自己的病永遠都好不了了。但這些都不是真的。

事實上，你現在惡化的狀況並不會抵銷掉你曾經付出的努力。如果你曾經為復原付出心力，那麼你對自己的精神疾病將會有意想不到的了解：你明白了自己的情緒，你尋求了治療，你克服了關卡，你努力維持一輩子穩定快樂的生活。這一切都不會因為一場發作而瞬間歸零。它教你的事可能無法立刻派上用場，但它們會幫你好轉得更快、更有效率。你知道如何訂定ＳＭＡＲＴ目標，知道如何付諸行動，如何自我照護。所以，儘管感覺上病情好像又回到了原點，但事實並非如此。你是往回退了幾步，但你絕對不會又回到起點附近。

＊＊＊

我對復發的恐懼在外人看來也許覺得荒謬可笑。我都病了**這麼久**，每次那麼嚴重也都熬過來了，現在我應該比較不會害怕了？其實不然。

我的快樂時光都籠罩在擔心復發的陰影下：計劃未來時，我都得將可怕的發作狀況考量進去。在思考自己未來十年的方向時，我當然也會擔憂自己的工作和感情，會懷疑自己賺的錢夠不夠買棟房子以及最終能否考到駕照。但在這所有的煩惱之中（這些二十多歲的正常煩惱之中）我還要擔心萬一我自殺、必須休假養傷時我的工作怎麼辦？如果我的躁症嚴重發作，我的伴侶還會要我嗎？我能活到那個時候嗎？患了這麼嚴重的精神疾病，我還能活得好好的嗎？

我一生中數度造訪精神科專科醫院、醫師診間以及濫用藥物的可怕經驗都讓我學到了教訓。你知道的——情況只會更好！降到最低點後，接下來就只能往上了！就是這麼回事。這些就像是預防恐懼的疫苗，我應該免疫了。畢竟我知道該怎麼做，我清楚真相。

可是，當你「復原」後，當你開始慢慢重建你的生活之後，這一切可能得而復失的念頭更教人害怕。我現在過得很好，我有一間自己喜愛的公寓。我寫一些自己關注的事，並賴以過活。這麼說讓我覺得緊張不安，但我真的很喜歡自己現在的生活。如果有天我再度失去眼前的一切，該如何是好？

不過你知道嗎？這不是我應該關注的事。我的公寓、我的工作、這一本書還有我的朋友，沒有一樣是**可以**從我身邊奪走的。就實際情況而言，我當然有可能丟了工作或和朋友鬧翻。這本書在印刷廠的時候也可能發生硬碟損毀無法修復的情況。但就意義來說它們是不會改變的（因為我們已經走到這一步了）。

這所有的一切都是我的，都是每個精神疾病患者的經驗，都是讓自己重新站起來的智慧。這個智慧也許不是我們想要的（我寧願**不**知道谷底是什麼感覺，不知道到了谷底後下一步該怎麼做），但我們必須擁有。我們擁有的一切——不論是什麼，都是我們存活下來的證明，也證明我們擁有生存不可或缺的力量。

有時候復原感覺遙遙無期，一旦辦到了也會覺得難以長久、無法穩定，隨時都可能徹底崩解。我們都清楚這是極有可能發生的事——除非是萬中選一的幸運兒，一生只經歷過一次嚴重的發作期，否則你都可能在某個時候再次發作。如果／當再度發作，依靠這些智慧**可以**讓你重新站起，**可以**讓你與病魔對抗。你知道情緒低落時該如何照顧自己。你知道要告訴醫生什麼。你知道如何對你的母親、伴侶或老師訴說你的感受，以及你需要的協助。事後你對自己更了解了，你可能還會發覺以前一直低估了自己。罹患精神疾病不管怎麼想都不是好玩或有趣的事，但可以讓你對自己了解得更深入，讓你用比較不一樣的角度來看待這個世界。之後，你會知道如何才能對自己更有幫助，你會做得更快、更有效率、更靈敏。你甚至會更愛你自己（至少比較喜歡自己）。

所以呢？你懂的。

附錄

相關資訊與求助管道

網站與電話專線

Samaritans: http://www.samaritans.org/; call 116 123; email jo@samaritans.org

Mind: http://www.mind.org.uk; call 0300 123 3393; text 86463

Rethink: https://www.rethink.org; call 0300 5000 927

CALM: https://www.thecalmzone.net; call 0800 58 58 58 nationwide or 0808 802 58 58 in London

The Mix: http://www.themix.org.uk/; call 0808 808 4994

The Mental Health Foundation: http://www.mentalhealth.org.uk/

Time to Change: http://www.time-to-change.org.uk

Selfharm UK: http://www.selfharm.co.uk

LifeSIGNS: www.lifesigns.org.uk

The British Association for Counselling and Psychotherapy: http://www.bacp.co.uk

台灣版相關資訊

全台通用求助電話

生命線24小時專線：直撥1995（要救救我）

張老師專線：直撥1980（依舊幫你）

衛福部24小時安心專線：0800－788－995（請幫幫－救救我）

老朋友專線（針對五十歲以上熟齡人士）：0800－228－585（愛愛－幫我幫我）

保護專線（家庭暴力防治、性侵害防治、兒少保護）：113

內政部男性關懷專線：0800-013-999

外來人士在臺生活諮詢服務熱線：0800-024-111

網路求助資源

董氏基金會

https://www.jtf.org.tw

華文心理健康網（包含海外求助資源）

http://www.etmh.org

張老師全球資訊網（包含網路輔導）

http://www.1980.org.tw/

自殺防治中心

http://tspc.tw/tspc/portal/Index/

老年憂鬱防治

http://www.happyaging.tw/resources.php?id=57

社區心理諮商資訊網

http://community.heart.net.tw/

臺北市社區心理衛生中心

http://mental.health.gov.tw/WebForm/External/TPHMentalMap.aspx

小鬱亂入

http://depressytrouble.tw/

＊台灣版資訊由許欣偉醫師整理提供

心情日記

如我在書中所寫，心情日記對你和你的主治醫生或心理治療師都很有幫助。有些線上資源，以及幾款應用程式都可以協助記錄你的情緒，你也可以利用網站提供的表格程式（如Google Docs spreadsheet）。你也可以老派一點，把心情日記寫在紙本上，下頁為參考範例：

日期、時間和地點	心情／情緒狀況：從一到十分，自己打分數	感想（你和誰一起？你在做什麼？你有什麼感覺？）
星期三，上午十點，學校	不開心：3分	在學校挨罵了。覺得在同學面前很丟臉。
星期四，晚上九點，家裡	寂寞：4分	自己上網打發時間，真希望有朋友在身邊。

呼吸和放鬆練習

很多種呼吸練習都可以試試，以下僅列出幾個之前對我很有幫助的範例。

基礎呼吸法

- 舒服地坐著或躺平。如果是採坐姿，請將雙腳盤起，挺起胸膛，背部打直。眼睛閉上。
- 用鼻子深深吸氣，盡可能用整個身體去感覺氣息的流動。吸氣五秒，或是從一數到五（只要覺得舒服就好）。
- 憋住呼吸兩秒鐘。
- 用嘴巴呼氣，再從一數到五。
- 重覆做個幾分鐘，或是需要冷靜的時候就做幾次。

腹式呼吸法

- 躺平，一手放在腹部一手放在胸前。

- 慢慢吐氣，過程中上半身要放鬆。
- 暫停幾秒鐘。
- 用鼻子吸氣幾秒，然後再暫停。重覆動作，將注意力集中在放鬆肌肉上。

漸進式肌肉放鬆法

這是我試過最有效的方法。能讓我完全放鬆，我通常用來幫助入睡。你可以坐在椅子上或躺著做，不過，如果躺著做你可能也會變得愛睏起來。

事實上，第一個步驟會讓你的身體**更**緊繃。

- 依序一一運動你的肌肉，從腳部開始，繃緊你的肌肉。
- 盡量將腳掌用力翹起……然後放鬆。
- 盡量將雙腿肌肉拉緊……然後放鬆。
- 依序運動全身的肌肉，每個部位都用五或十秒鐘的時間先拉緊然後再放鬆。

擬定SMART目標

具體（Specific）目標是什麼？將目標細分成幾個階段。

可衡量（Measurable）你要怎麼衡量？你想減少什麼或是戒掉什麼？設定一個衡量的標準。

可達成（Achievable）寫下實現目標所需要採取的步驟。

相關性（Relevant）要達成目標需要什麼資源？你打算怎麼做？寫下來。

時間明確（Time-bound）你預計何時之前完成？下午一點？明天早上？今年年底？

致謝

首先我要感謝神奇、耐煩、有毅力又傑出的經紀人 Robyn Drury，她不僅是我撰寫這本書的動力，在過去這十八個月裡，她也耐心又幽默地處理大大小小的枝微末節以及成千上萬封書信，她或許可以／也應該用「妳就不能自己上網查一下？！」的回應來答覆我的笨問題，但她從來不曾這麼做。我也要謝謝 Diane Banks 經紀公司的其他人，儘管有時候我其實根本不知道自己在幹什麼，但他們始終支持著我。

我也要感謝 Hodder & Stoughton 的整個團隊，特別是 Yellow Kite——Liz Gough，Becca Mundy，尤其是我的編輯 Maddy Price，她立刻知道我要做什麼、說什麼（這真的很神奇），慢慢哄著我，耐心誘導我寫出一本還算不錯的書。謝謝你們讓這個緊張萬分的寫書經驗變得這麼有趣。

感謝每一位同意被寫入這本書裡的人：感謝 Felicity de Vere 的醫學知識，感謝 Billy

MacFarlane 告訴我怎麼教學，感謝 Jonny Gabriel 告訴我關於他兄弟 Simon 的事，感謝在我寫書期間默默和我分享秘辛、故事以及經歷的那些匿名人士。

我所有的朋友，我也要向你們道聲謝，因為我「正在寫書而且寫書的壓力很大」，以致你們容忍我的陰晴不定將近兩年（真抱歉）。

先謝謝每一位在 creepy dog crew/alt 推特社群的人（人名太多無法一一列出）在我寫書寫得焦頭爛額的時候幫我轉移了注意力，每個週末還邀我一起吃早午餐。感謝我所有在柏林的朋友必須一直聽我講編輯校訂的事整整六個禮拜。我也要謝謝 George Berridge，Tristan Cross，Josh Hall，Merlin Jobst，Sarah-Louise Kelly，Tom Mendelsohn，Alison Terpstra，Jack Urwin 以及 James Vincent，謝謝他們的校對、建議、發人省思的辯論以及持續不斷的鼓勵，他們一直為我加油打氣。這是我唯一一次向你們坦誠（而且付諸文字，天啊！）我愛你們，真的很感謝你們對這本書，還有對我的瘋癲所給予的一切幫助和支持。我要特別感謝 George Allen 和 Tilly Steele，他們是我生命中不可缺少的兩個人，他們是傑出、閃亮、迷人的天才，他們讓我在保有自我的情況下成為一個更好的人。

感謝我的治療師 Anthony Rhone，他讓我脫離之前怪異荒誕、亂七八糟的生活，開始活得像個人。

我要對我所有的家人說聲謝謝，但也要向他們道歉——謝謝你們對我的忍讓，對我的照顧，在每次我犯蠢闖禍後幫助我擺脫困境，很抱歉你們必須做這些事。

最後我要謝謝所有曾經來找過我談論精神疾病的人：那些想知道該怎麼幫忙的某人的姐妹、妻子、男友和最要好的朋友，那些想告訴我自身經歷，或是問我意見，或者只是想說給懂的人聽的人，那些病得很嚴重的人以及病情正在好轉的人。這本書寫的是你們，也是為你們而寫的，我把自己的故事寫出來，希望這麼做可以還你們一個公道。

我的躁鬱人生不抓狂指南：面對混亂失序，如何生活、戀愛，好好照顧自己

A beginner's guide to losing your mind: my road to staying sane, and how to navigate yours

作　　者：艾蜜莉．雷諾茲（Emily Reynolds）
譯　　者：婁美蓮

總 編 輯：陳郁馨
責任編輯：張瑜珊
社　　長：郭重興
發行人兼出版總監：曾大福
出　　版：木馬文化事業股份有限公司
發　　行：遠足文化事業股份有限公司
地　　址：231 新北市新店區民權路 108-2 號 9 樓
電　　話：（02）2218-1417　　傳真：（02）86671891
E-mail：service@bookrep.com.tw
郵撥帳號：19504465 遠足文化事業股份有限公司
客服專線：0800-221-029
法律顧問：華洋國際專利商標事務所 蘇文生律師
內頁排版：中原造像股份有限公司
印　　刷：中原造像股份有限公司
木馬臉書粉絲團：http://www.facebook.com/ecusbook
木馬部落格：http://blog.roodo.com/ecus2005

初　　版：2017 年 10 月
定　　價：300 元
ISBN：978-986-359-441-3

國家圖書館出版品預行編目（CIP）資料

我的躁鬱人生不抓狂指南：面對混亂失序，如何生活、戀愛，好好照顧自己／艾蜜莉・雷諾茲（Emily Reynolds）著；婁美蓮譯. -- 初版. -- 新北市：木馬文化出版：遠足文化發行, 2017.10

面；　公分

譯自：A beginner's guide to losing your mind : my road to staying sane, and how to navigate yours

ISBN 978-986-359-441-3（平裝）

1. 精神病患　2. 生活指導　3. 通俗作品

415.95　　106014643

線上讀者資料回函
請給我們寶貴的意見！